女性の心と体を
やさしくいたわる

ととのえ漢方習慣

著 平地治美

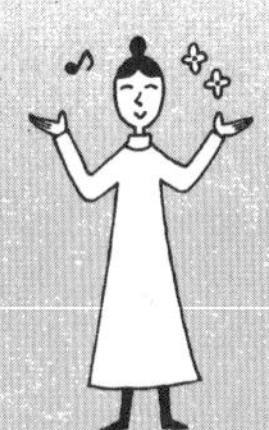

はじめに

若い頃となんだか違う、つらい症状を治したい……そんな女性の悩みに対して「これさえ飲めばＯＫ」「すぐに結果が出る」といううたい文句の健康法が巷にあふれています。でも、一生懸命やっていることが体質や症状に合っていなくて、ますます症状を悪化させている患者さんによく出会います。本当はどうすればよいのか、私たちの体は知っています。でも、頭で考えすぎていると、体が必要としていることがなんなのかがわからなくなってしまいます。その結果、もともと誰にでも備わっている、自分で自分を治す力「自然治癒力」が働かなくなってしまうのです。

本書がもっとも参考にした漢方の古典『黄帝内経（こうていだいけい）』は「未（み）

病を治す」などの言葉も登場する、養生の知恵の宝庫です。養生とは、日々のすごし方の指針、季節ごとの「ととのえ習慣」。これから旅に出る人に「これを持っていくといいよ、この道順で行くとスムーズに行けるよ」と教えてくれるガイドブックのようなものです。『黄帝内経』には心の持ち方の大原則である「恬澹虚無」という言葉があります。ものごとに執着せず無邪気に生きる。そうして自然界に調和して日々を大切にすごしていれば、更年期以降も健康で美しく年を重ねて、天寿をまっとうできるのです。自分を正しくととのえ、自立した素敵な女性になるための習慣づくりを始めてみませんか。

平地治美

contents

Part 3 春の養生（2・3・4月）

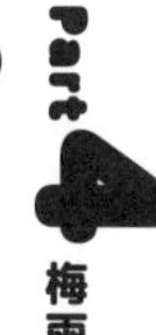

Part 4 梅雨&夏の養生（5・6・7月）

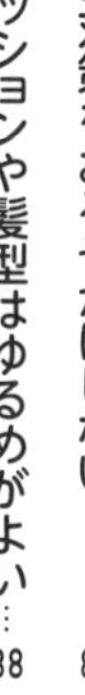

Part 5 秋の養生（8・9・10月）

Part 6 冬の養生（11・12・1月）

Part 7 女性の不調の養生

この本の使い方

本書では漢方の考え方に基づき、女性の体をととのえる103個の養生を紹介しています。毎日の習慣にしてほしい養生、季節ごとの養生、女性の不調をととのえる養生など、6つのカテゴリーに分かれています。気になる養生があったら、無理せず、できる範囲で、毎日の生活に取り入れていきましょう。

おすすめの養生

実践してほしい養生と効果です。

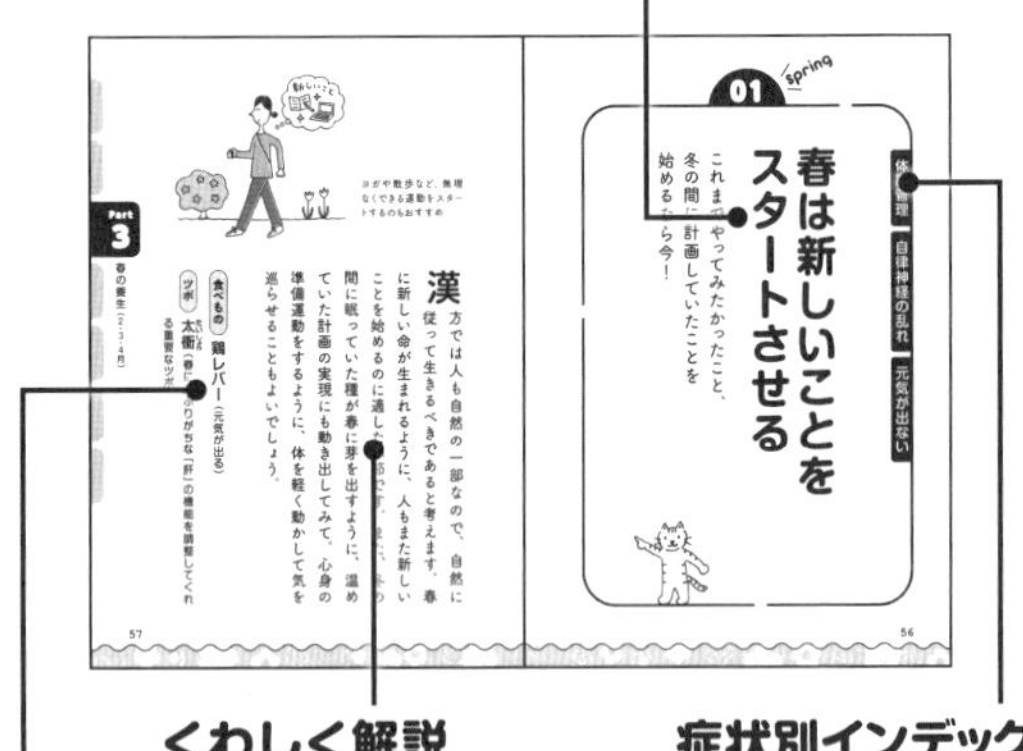

くわしく解説

養生と効果について、さらにくわしく解説しています。

症状別インデックス

どんな症状に効果のある養生なのかがわかります。巻末の索引も参考に！

プラスα情報

「食べもの」「ツボ」「プチ養生」など、このページで紹介したもの以外のプラスαの情報です。ツボは巻末のマップと索引で位置を確認できます。

★本書で紹介したものは、すべての方に効果があるとは限りません。効果には個人差があります。体に合わない、調子が悪くなったなど、体に異常を感じた場合は、すぐに中断してください。

\ Part 1 /

女性の養生基礎知識

まずは漢方の
基本的な考え方について
紹介します。
女性の不調を改善するために、
漢方養生がおすすめな理由が
わかります。

女性の不調は毎日の養生でととのえる

✿漢方養生とは生活全般の行動指針

「漢方」とは中国古来の医術で、漢方薬、鍼灸（しんきゅう）、あん摩（ま）、導引（どういん）（体操、呼吸法）、養生を組み合わせて治療を行います。なかでも養生とは、日常生活の習慣全般（食事、睡眠、心の持ち方、性生活、入浴、衣類、住居など）に関する行動指針のことで、病気を予防して、より健康に生きるために、真っ先に取り組むべきことといわれています。

漢方で大切にしていること

心身一如（しんしんいちにょ）

心と体はつながっているという漢方の考え方。たとえば、クヨクヨ思い悩むと胃腸の調子が悪くなるときがあります。これは心が体に影響しているから。逆に体の不調がストレスになって、心に影響を与えるということも。漢方では、どちらか一方だけ診るのではなく、心身まとめて治療していきます。

天人合一（てんじんごういつ）

自然と人は一体であり、人は自然環境や気候の影響を常に受けているという考え方。季節が変われば、気をつけるべきことも変わります。春には春の、夏には夏の養生があります。本書でも、季節ごとに実践してほしい養生を紹介しています。

漢方は、森全体を見る医療

西洋医学と漢方を比べたときに、よくいわれるのが、西洋医学は「木を見る」、漢方は「森全体を見る」医学ということです。西洋医学はピンポイントに効果をもたらす治療や、外科的な処置、感染症の対処など、対症療法、救急を要する医療などが得意です。それに対して漢方は、「やる気が出ない」「疲れやすい」など、西洋医学では病気ととらえないような「未病（みびょう）」も含め、体質そのものを改善していくことで、健康な心身をつくっていこうと考えます。最近では、漢方と西洋医学の両方のよいところを取り入れて治療することも多くなってきました。

また漢方は、四診（ししん）といって、体を見て（望診（ぼうしん））、さわって（切診（せっしん））、音を聞き、臭いをかいで（聞診（ぶんしん））、話を聞いて（問診（もんしん））、丁寧に個人の体を診（み）ていくオーダーメイド治療です。最近、再び漢方が注目されているのは、ライフスタイルの多様化によって、病気の原因が多種多様になってきたからかもしれません。

✿女性の不調に漢方養生がおすすめなわけ

実は漢方と女性とは相性がよいのです。漢方では、古くから「女性の治療は男性の10倍難しい」と考えられてきました。その理由は、女性には、月経、妊娠、出産、閉経など女性特有のライフステージの変

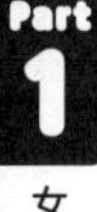

化があるためです（「女性のライフサイクル」参照）。

中国医学の古典『金匱要略（きんきようりゃく）』では、女性特有の症状への対処法に多くのページをさいています。漢方には、2000年以上も前から、女性を対象にしたきめ細やかな医術があり、それをもとにしたさまざまな養生法の蓄積があるのです。漢方養生は、女性にとってとても頼もしいものなのです。

女性のライフサイクル

中国の医学書の古典『黄帝内経（こうていだいけい）』では、女性の体は7年ごとに変化するとされています。

- **7歳** 歯が生え変わり、髪が伸びる
- **14歳** 月経が始まる
- **21歳** 身長が伸び切る
- **28歳** 身体機能、性機能のピークを迎える
- **35歳** 肌や髪が衰え始める
- **42歳** 白髪が出始める
- **49歳** 閉経し出産できなくなる

漢方の根本にある陰陽五行思想

✿この世を陰と陽に分ける「陰陽」の考え方

陰陽思想は、漢方医学を含む東洋哲学の基本となる考え方です。もともとは日なたと日かげという意味で、あらゆるものごとをマイナスとプラスのように陰と陽に分けて考えます。陰と陽はそれぞれ独立した存在ではなく、お互いに作用し合いながら変化、発展、消失していきます。たとえば、女性は陰で男性は陽、夜は陰で昼は陽など。人の体や病気にあてはめると、おなかは陰で背中は陽、冷えは陰で熱や炎

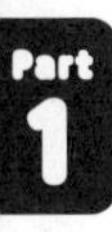

陰陽図

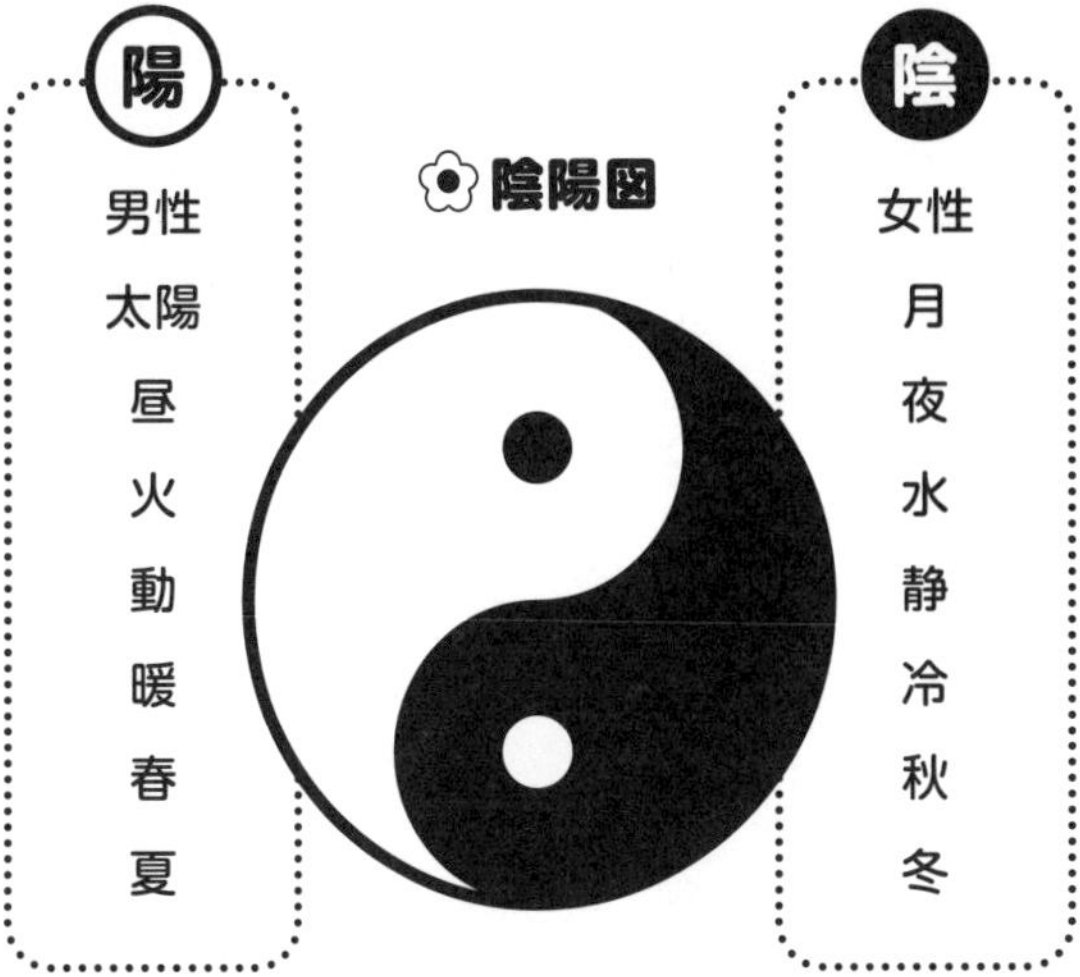

陽
男性
太陽
昼
火
動
暖
春
夏

陰
女性
月
夜
水
静
冷
秋
冬

症は陽となります。漢方ではこの陰陽のバランスがほどよく取れている状態（中庸）がよいとしています。

季節が巡るごとに、陰陽のバランスは変化します。たとえば、昼間の陽の時間がいちばん短い冬至は陰が極まる日。そこからだんだん陽の時間が長くなっていき、夏至でピークを迎えます。体内の陰陽は常に自然界の影響を受けて変化するので、季節に対応して起床や就寝の時間、心の持ち方、行動指針などを変化させるべきであるとされています。漢方養生のバイブル『黄帝内経（こうていだいけい）』では、自然界に調和して「恬澹虚無（てんたんきょむ）」、つまり無欲で無邪気に生きていれば、病気にはならないとしています。

✿人も自然界の一部と考える「五行思想」

五行思想は、世の中のさまざまなことを自然界の5つの元素「木火土金水」に当てはめる考え方。五行思想は人も自然界の一員であり、私たちの体も五行が投影された小宇宙であると考えています。この五行思想は、人の体（五臓（ごぞう）＝肝（かん）・心（しん）・脾（ひ）・肺（はい）・腎（じん））はもちろん、季節（五季（ごき）＝春・夏・土用・秋・冬）、気候の特徴（五気（ごき）＝風（ふう）・熱（ねつ）・湿（しつ）・燥（そう）・寒（かん））、味（五味（ごみ）＝酸（さん）・苦（く）・甘（かん）・辛（しん）・鹹（かん））など、すべてに関係します（五行図参照）。漢方では、この陰陽と五行思想が診断の大きな指針となります。

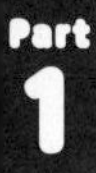

五行図

春は激しい風が肝の不調を招くなど、
五行の関係性を表しています。

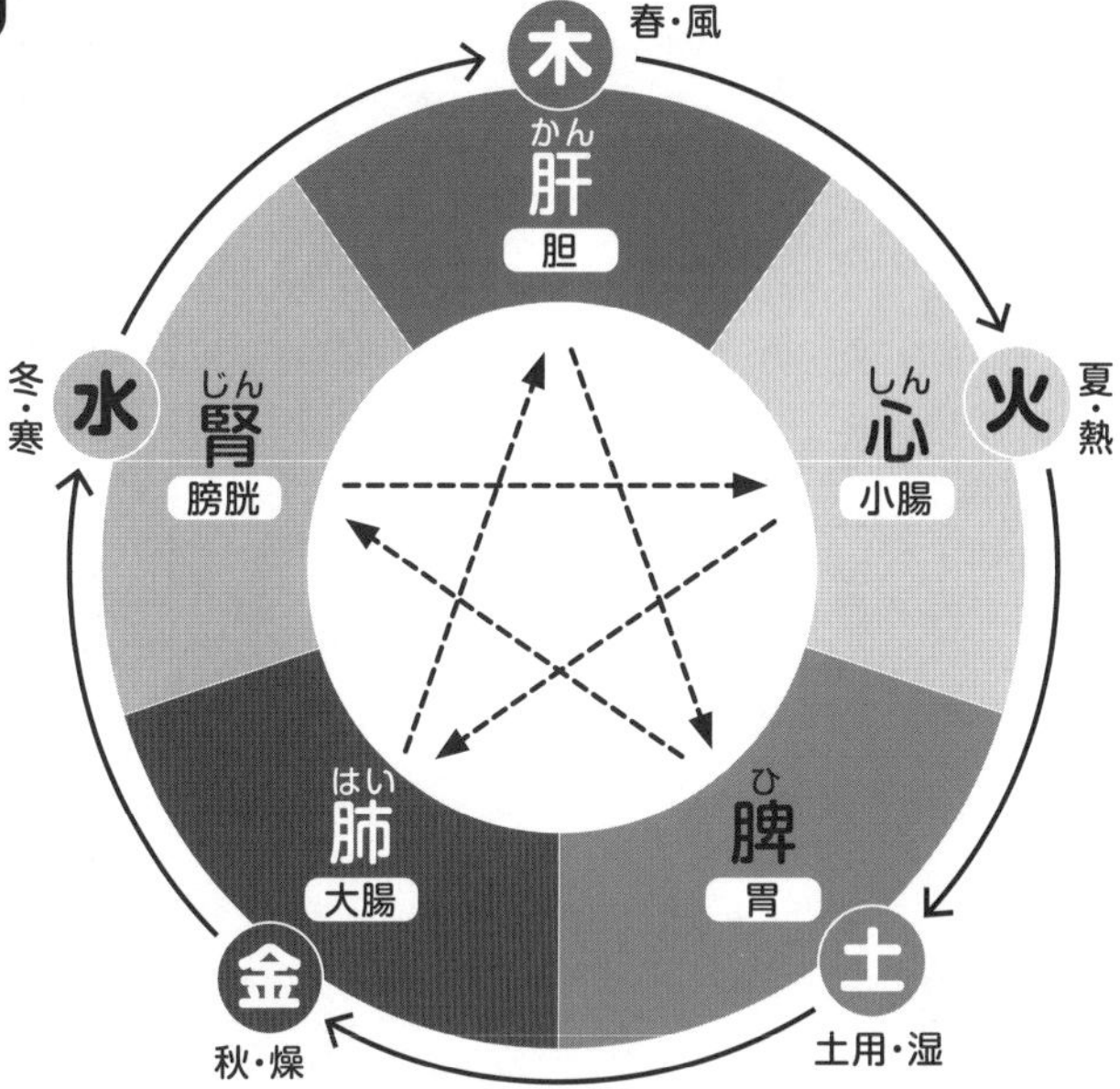

木 春・風
肝（かん） 胆

火 夏・熱
心（しん） 小腸

土 土用・湿
脾（ひ） 胃

金 秋・燥
肺（はい） 大腸

水 冬・寒
腎（じん） 膀胱

相生（そうせい）と相克（そうこく）

—— 相生関係
---- 相克関係

5つの要素は互いに影響し合い、相生と相克の関係にあります。相生は「水が木を育てる」といった相性のよい関係性、相克は逆に「水は火を消す」のように、相手の行きすぎを抑え、コントロールする関係です。

健康は「気・血・水」のバランス

漢方では、人間の体は「気（き）」「血（けつ）」「水（すい）」によって成り立っていると考えます。健康とは「気・血・水」の3つのバランスが取れた状態。車にたとえるならば、気は「エンジン」、血は「ガソリン」、水は「過熱を防ぐラジエーターの水」と考えればよいでしょう。

気・血・水は互いに深くかかわり合っていて、どれが欠けても生命を維持することができなくなります。エンジンがかからなかったり、ガソリンがなかったりすれば車は動かず、ラジエーターの水がなければ過熱により車は故障してしまいます。健康を維持するには、この3つのバランスがとても大切です。

気・血・水の働き

かたよった食事やストレス、過労、睡眠不足などのせいで、このバランスがくずれると、体の不調になって出てくるのです。

目には見えませんが、人間の体を動かすエネルギー源。新陳代謝、体温維持、体の成長などは気のエネルギーが担っています。気が不足すると、血や水も滞ってしまい、生命活動を維持することができなくなります。

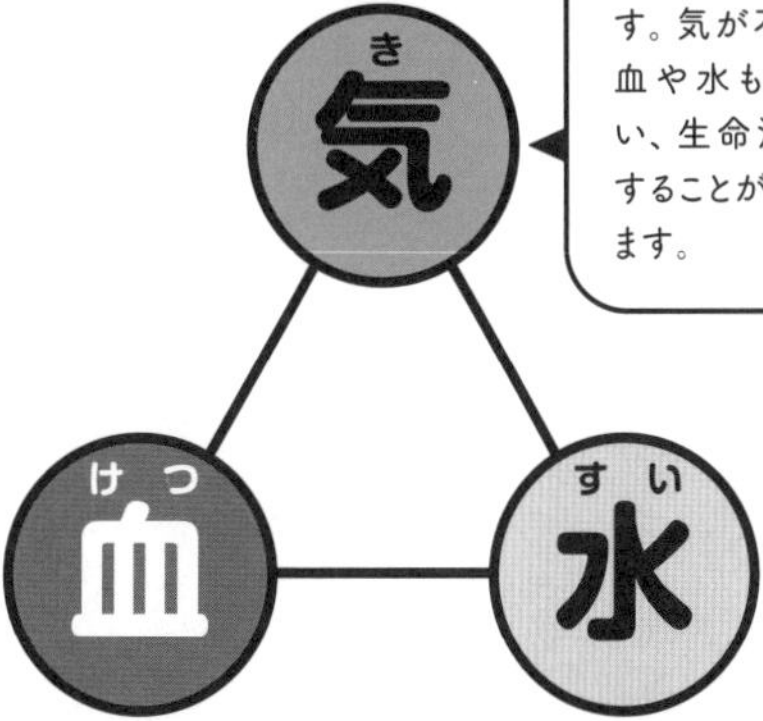

気（き）

血（けつ）

水（すい）

体のなかを流れる赤い液体。いわゆる血液のことですが、その働きも含んで「血」といいます。全身に酸素や栄養を運んだり、ホルモンバランスを調整。意識や精神活動にもかかわっています。「血」が不足すると、臓器に必要な血液や栄養が行き渡らなくなります。

血液以外の体液全般。鼻水や尿、リンパ液といった体のなかのあらゆる水分を指し、免疫力に深くかかわっています。体をうるおし、老廃物を排出してくれます。

★P24～29では「気・血・水」のバランスがくずれたときに起こりやすい不調を紹介しています。

漢方の「五臓六腑」の考え方

漢方の五臓六腑は、五行思想をもとに体の器官を「肝」「心」「脾」「肺」「腎」の五臓に分けています。たとえば、「肝」というと、一般的には肝臓を思い浮かべますが、漢方での「肝」は、肝臓の臓器だけを表すわけではありません。「肝」は解毒の働きをしたり、血を貯蔵したり、怒りの感情をコントロールしている器官だととらえます。ほかの五臓も同様。本書でたびたび登場するのは、この五臓のことです。一般的な臓器は、「肝臓」「腎臓」など「臓」をつけて表します。また、六腑のうち「胆」「小腸」「胃」「大腸」「膀胱」は、五臓と対になって機能し、「三焦」は腹膜などの膜組織とされています。

五臓の働き

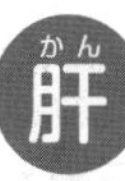

の働き

・自律神経の調整。
・血液を貯蔵し、血液量を調整する。
・新陳代謝（栄養分を運び、老廃物を回収する）のコントロール。
・腱、筋膜、じん帯、爪、目の機能の調整。
★六腑の「胆」と兄弟関係

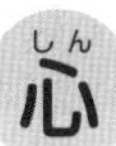

の働き

・全身に血を巡らせる。
・大脳の働きである、精神的な活動を支配する。
・睡眠、心臓、血管系の機能をコントロール。
★六腑の「小腸」と兄弟関係

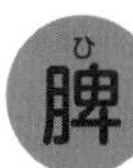

の働き

・食べものの消化、吸収。
・血がもれ出ないようにする（血尿、血便、皮下出血、月経過多などを防ぐ）。
・全身の肌肉や筋肉、血管を養う。
・胃下垂などの内臓下垂を防ぐ。
★六腑の「胃」と兄弟関係

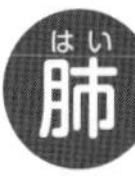

の働き

・呼吸器系を司る。
・皮膚や鼻、のど、気管支などをコントロールする。
・感染症などを防ぐ免疫機能。
・体内の水分の調整。
・毛穴の開閉や、発汗による体温調節。
★六腑の「大腸」と兄弟関係

の働き

・全身の成長と発育を促進する。
・排卵や月経、精子、妊娠などの生殖機能。
・体の水分を管理して、尿を排泄する。
・空気を深く体内に吸い込む。
★六腑の「膀胱」と兄弟関係

エネルギー不足で体力が低下している

つくられる気の量が足りないか、
消耗する気の量が多すぎるために起こります。
また、その両方の場合もあります。

症状 やる気が出ない、体がだるい、疲れやすい、冷え性、汗をかきやすい、風邪をひきやすいなど

原因 胃腸のトラブル、冷え、睡眠不足

チェック!

- □目の輝きがない
- □声に力がない
- □元気がない
- □冷えやすい
- □息切れがする

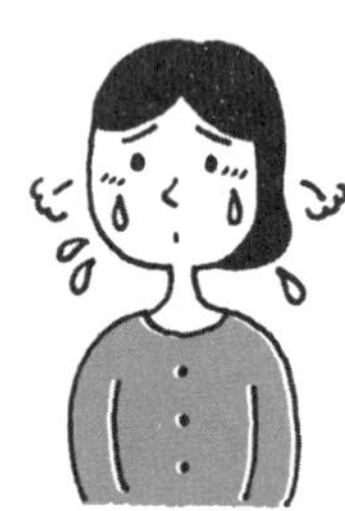

「気・血・水」のバランスがくずれたときに起こりやすい不調

ストレスがたまっていて怒りっぽい

生活の乱れやストレスなどが原因で、
気の流れが滞ること。のどやおなかや胸などに、
常に何かが詰まっているような状態です。

症状 イライラする、怒りっぽい、
腹部にガスがたまる、頭痛、
下痢と便秘をくり返す

原因 ストレス、不規則な生活

チェック!

- □いつも怒っている
- □ため息をよくつく
- □憂鬱な感じ
- □ゲップが多い
- □目が充血している

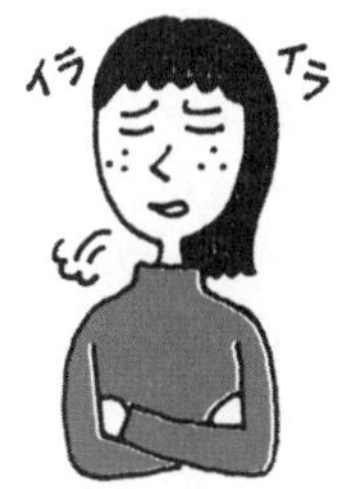

体が栄養不足の状態で元気がない

漢方での血は、血液だけではなく、
骨やホルモン、皮膚など、体をつくるための原料を
指します。血虚になると体の栄養が不足して、
エネルギーが全身に行き渡らなくなります。

症状 めまい、貧血、動悸、冷え、手足のしびれ、不眠、疲れやすい、月経不順、もの忘れなど

原因 月経などでの出血、胃弱、ダイエット、遺伝など

チェック!

- □顔色が青白い
- □唇の色が悪い
- □肌がカサついている
- □髪が抜けやすい
- □爪が割れやすい

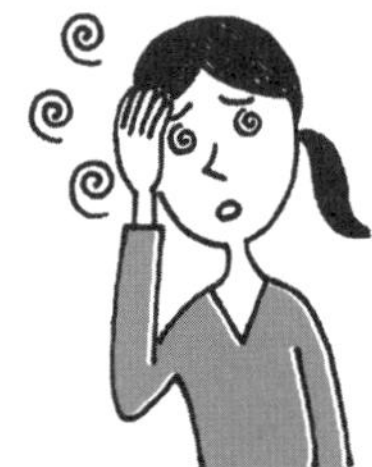

気・血・水のバランスがくずれたときに起こりやすい不調

血の流れが滞っていて病気や痛みが出やすい

血液がドロドロの状態。ストレス、食事の不摂生、いずれも瘀血を起こす原因になります。漢方では、瘀血がさまざまな病気を招くと考えます。

症状 頭痛、肩こり、冷え、のぼせ、便秘、月経痛、肌トラブル、神経痛など

原因 暴飲暴食、運動不足、ストレス、ケガ、冷え、月経・閉経など

チェック!

- □目の下にクマがある
- □しみ、そばかすが多い
- □唇が荒れている
- □体に刺すような痛みが走る
- □あざができやすい

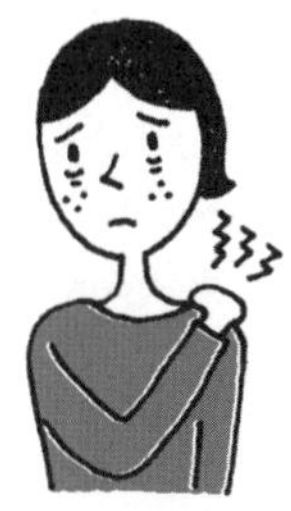

うるおいが足りず 熱がこもる

体に必要な水分が不足すると、
体が乾燥するとともに、
熱がこもって体のあちこちに炎症を起こします。

症状 肌や髪のパサつき、口や目の乾燥、便秘、ほてり、寝汗、不眠など

原因 加齢、脱水、睡眠不足など

チェック!

□ドライアイだ
□肌がかさかさしている
□手足がほてっている
□唾液が出にくい
□寝汗をかく

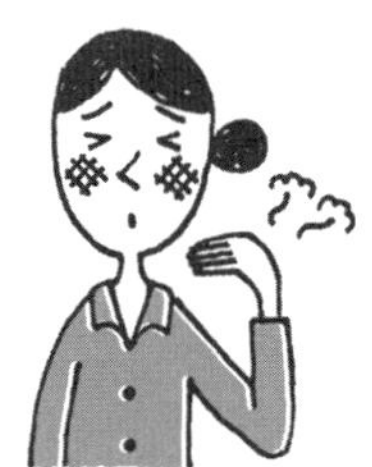

気・血・水のバランスがくずれたときに起こりやすい不調

水はけが悪く体が重くなる

水分を取りすぎたり、冷たいものを食べすぎると、胃腸の働きが低下して、水分がうまく代謝されなくなります。
体にたまった余分な水は、さまざまな症状の原因になります。

症状 むくみ、体がだるい、めまい、頭痛、下痢、胸焼け、頻尿など

原因 水分の取りすぎ、運動不足、冷えなど

チェック！

□色白でぽっちゃりしている
□おりものが多い
□むくんでいる
□舌に歯型がついている
□透明な鼻水や痰が出る

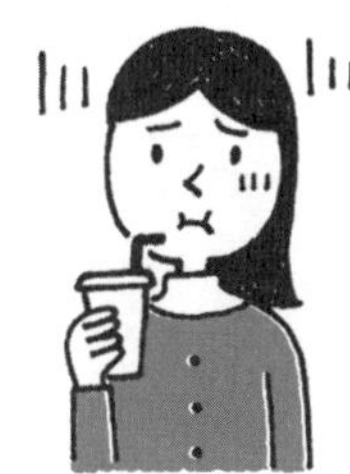

漢方で大切な食養生

中国では古くから、食と健康は深く関係しているという考えがあり、これを「医食同源」といいます。そのため、漢方では日頃の食事によって体を養い、健康を維持していく「食養生」をとても大切にしています。季節や体質に合った食生活を心がけることで、病気の予防に効果があるとされています。本書でも、パート3以降で、漢方の考え方に基づいて、季節に食べたいさまざまな食べものを紹介しています。

また漢方では、食べものが持つ味を「酸・苦・甘・辛・鹹」の5つに分類しています。ただし、単純に実際の味覚を表すだけではなく、うるおす、乾燥させるなどの機能も表しています。ひとつの食べもの

で複数の味を持っているものもあります。また、卵が「甘」に分類されるなど、一般的な味覚の印象とは異なるものもあります。

五味の特徴

酸（さん） （すっぱい）	働き 水分の排出を抑える、血液をサラサラにする 関係する五臓 肝 食べもの 梅干し、レモン、お酢、ゆず、りんご、イチゴなど
苦（く） （にがい）	働き 熱を冷ます、炎症を鎮める、余分な水分を排出する 関係する五臓 心 食べもの ゴーヤ、セロリ、ごぼう、ピーマン、ぎんなん、緑茶など
甘（かん） （あまい）	働き 滋養・強壮、緊張をゆるめる、痛みを取る 関係する五臓 脾 食べもの 米、はちみつ、ナツメ、かぼちゃ、にんじん、卵など
辛（しん） （からい）	働き 発汗作用、体を温める、気と血を巡らせる 関係する五臓 肺 食べもの にんにく、ねぎ、しょうが、唐辛子、山椒、にらなど
鹹（かん） （しょっぱい）	働き 便秘、しこりなどをやわらかくする 関係する五臓 腎 食べもの わかめ、昆布、あわび、牡蠣など

Part 2 毎日の養生 10

この章で紹介するのは、できれば毎日の習慣にしてほしい10の養生です。生活の心構えや、食事、睡眠、体調管理

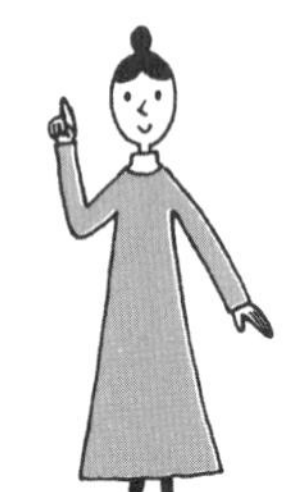

の方法など、漢方養生のベースになるものを集めました。特別なものはありません。当たり前なことばかりかもしれません。でも、その当たり前のことに気づき、毎日続けていくことで、体の調子が変わってくることを実感できるはずです。パート3以降で紹介する季節の養生と合わせて、日々楽しく実践してみてください。

毎日の養生

daily

1

今の養生が次の季節につながる

日々の養生で、じょじょに体質が変わっていきます。今、気をつけていることが、先の季節に効いてくるのです。

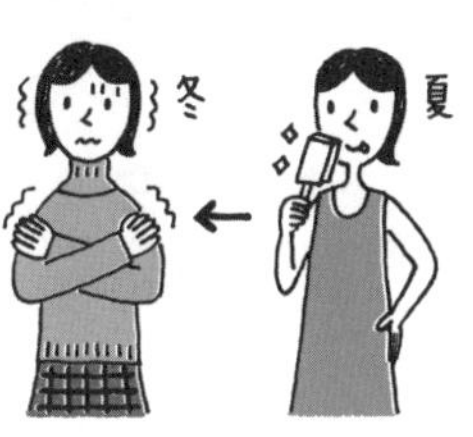

夏に体を冷やすと、冬に冷え性になることも！

漢方の治療方針を表す「冬病夏治（とうびょうかち）」という言葉があります。夏場に陽のエネルギーを蓄えて体質を改善していけば、冬の冷えによる病気を予防・治療できるという意味。漢方養生は、今だけでなく、これからの先のことも考えて、さまざまなことを生活に取り入れていきます。今している養生が次の季節にも生きてきます。それを積み重ねることで、元気にイキイキと暮らしていけるのです。

毎日の養生

daily

2

養生はほどほどが大切

漢方には「中庸（ちゅうよう）」という考え方がありますす。すべてにおいて極端になりすぎない、かたよらないということです。

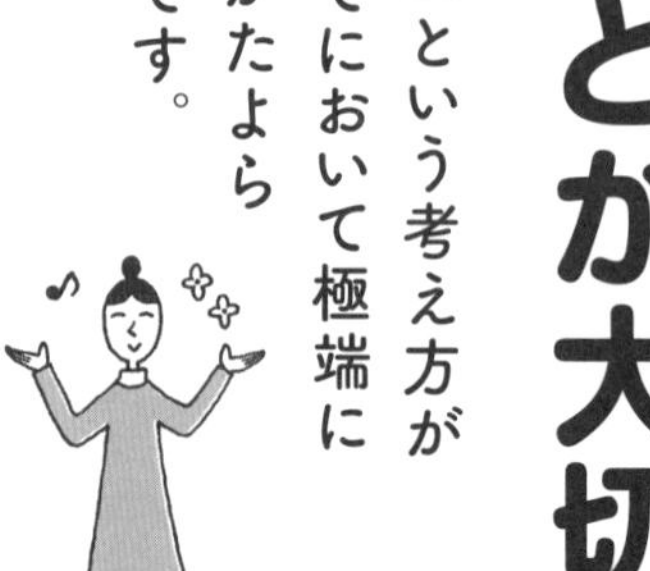

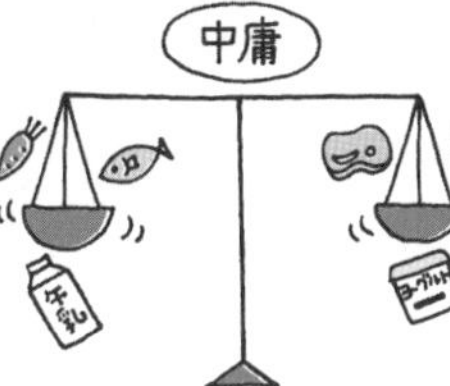

好きなもの、健康によいといわれるものも食べすぎない

漢方では陰陽五行のバランスが、ほどよく取れているのがよい状態（中庸）であるとしています。治療でも、冷えすぎていれば温め、熱がこもっていれば冷まし、ちょうどよい状態になるようにします。養生でも、極端なこと（食べすぎ、飲みすぎ、働きすぎ、極端な健康法など）はさけるべきこと。健康のことばかり考えすぎるのもNG。ほどほどに、ゆるいペースで、「いいかげん」に日々をすごしましょう。

毎日の養生

daily

3

毎日、体を見る、さわる

自分の体の変化を把握しておきましょう。漢方では見る、かぐ、聞く、さわるといった感覚を大切にしています。

セルフチェックのポイント

- □目の輝き、肌つやはあるか（望診）
- □便や尿の臭いの変化（聞診）
- □最近の生活習慣を振り返る（問診）
- □胸やおなかのかたさなど（切診）

★脈拍や血圧など自分の標準値を把握しておくことも大切です。

漢方では、「望診（顔色や舌の状態を見る）」「聞診（声や体が発する音を聞き、臭いをかぐ）」「問診（問いかけて答えてもらう）」「切診（体をさわる、脈の状態を見る）」の四診を総合的に判断して診断します。似たようなことは自分でもできます。鏡の前に立ち、その日の顔色をチェックしたり、体をさわってみましょう。毎日、意識的に自分の体を点検することで、体調の変化を感じとることができるようになります。

毎日の養生

daily

4

舌をセルフチェックする

鏡ひとつあれば、
舌の状態を見ることができ、
体や心の状態を
知ることができます。
毎朝続けてみましょう。

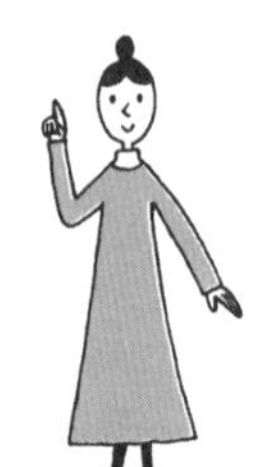

舌の状態チェック

- □ 白っぽい（冷えている）
- □ 苔が黄色い（食べすぎ、熱がこもっている）
- □ 歯型がついてふちがギザギザ（水分の取りすぎ）
- □ ヒビが入っている（脱水状態）

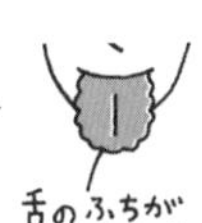

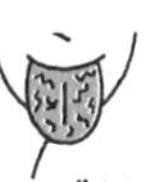

舌はその人の体質や内臓の状態を映し出す「鏡」。舌にはツボや経絡（けいらく）（気の通り道）がたくさんあり、内臓をはじめ体の内側の状態が舌に現れます。舌診（ぜっしん）では舌本体である「舌身（ぜっしん）」とその上をおおう「舌苔（ぜったい）」をおもに診（み）ます。体調によって舌の色、形、舌苔の色は変化します。自分でも、毎朝舌をチェックすることで、体調の変化に気づきやすくなります。

毎日の養生

daily

5

お米は日本人のパワーフード

お米は「春夏秋冬」すべての季節の気を受けた、パワーのある穀物。しっかり食べて、お米から元気をいただきましょう。

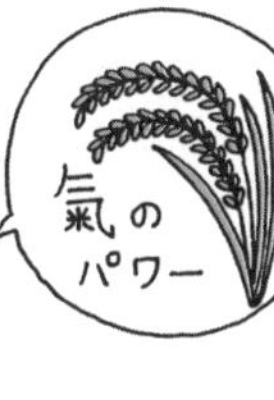

「気」は目に見えないけれど、生命の根源であるエネルギーです

お米は、炭水化物だけではなく、たんぱく質、ビタミン、ミネラルなど、さまざまな栄養を含む優秀な食べもの。また、田起こしから始まり収穫まで1年かけてつくられるため、春夏秋冬、すべての季節の気を受けています。「気」の旧字体は「氣」。かまえのなかに米の字が入っていることからわかるように、日本人にとってはパワーの源です。元気が出ない、やる気が出ない人は、パンではなくお米をしっかり食べて。

毎日の養生

daily

6

白湯を飲んで体を内側からきれいにする

白湯(さゆ)には体のなかの不要なものを排出する働きがあります。毎朝、飲む習慣を!

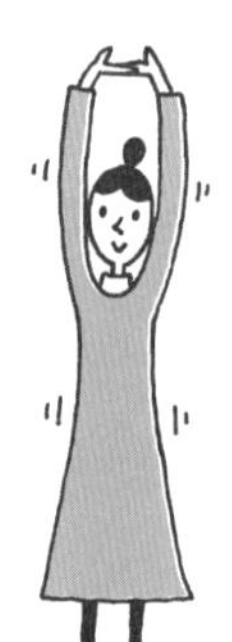

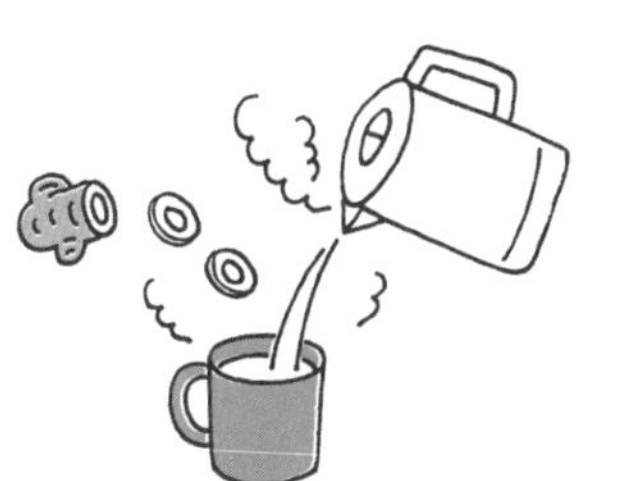

体温以上のお湯なら、レンジや電気ポットで温めたものでもOK。薄くスライスしたしょうがを入れるとさらに効果的

白湯は寝ている間に冷えてしまった胃腸を温める効果があります。その日1日の消化力を上げ、心身を元気にしてくれるので朝起きてすぐに飲む習慣をつけるとよいでしょう。つくり方は、①やかんに飲む倍量の水を入れて沸かし、ふたを取ったまま10〜15分沸騰させる、②半分くらいの量になるまで煮詰めて完成。白湯は1回に2、3口（50cc）を目安に。一気飲みせずに少しずつ飲みましょう。

毎日の養生

daily

7

冷えに気づいて対策する

冷えは万病のもと。風邪や腰痛、肩こりなど、さまざまな症状は冷えが原因で起こりやすくなります。

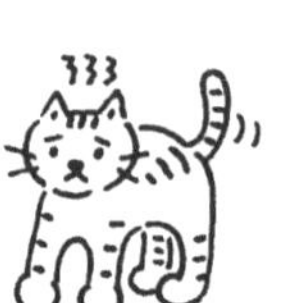

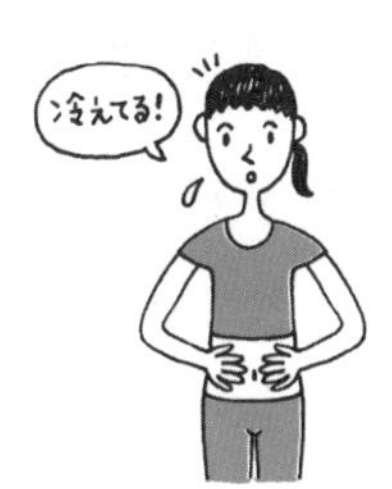

女性は筋肉量が少ないので冷えやすい。体が冷えると血流が悪くなるので、腰痛や肩こりも起こりやすくなります

自分が冷えているということを自覚していない人が、意外に多いようです。試しに、手をおなかや足に当ててみてください。自分で思っていたよりも、ずっと冷えていませんか。まずは、自分が冷えているのだと自覚することが第一歩です。冷えていることに気づいたら、冷えの原因を考えて、自分に合った冷え対策をしっかりと。次のパートからの季節の養生を参考にしてみてください。

夜は小食にして質のよい睡眠を取る

睡眠の質を高めましょう。
よく眠れないのは
夜の食事が多すぎる
からかもしれません。

寝る前に気をつけたいこと

- □ 食べすぎない
- □ お酒やカフェイン入り飲料は×
- □ スマホは見ない
- □ 日中、ほどよく体を使う
- □ お風呂は寝る60 ～ 90分ほど前に入ると、よく眠れる

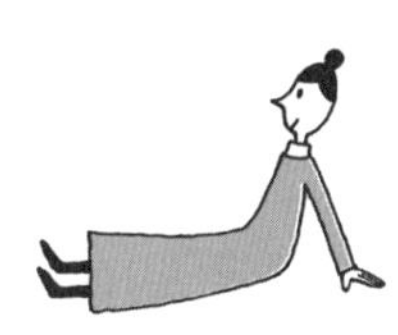

漢方では、睡眠中に血が五臓（ごぞう）の「肝（かん）」に返ってエネルギーを補充し、また体のなかを巡って疲労物質を処理すると考えられています。ところが食べすぎると、胃腸に血が集まってしまい、「肝」に返ることができません。その結果、疲労物質が処理できずに、起きてもだるい、疲れが取れないということが起きてしまいます。夜の食事は、胃腸にやさしいものを少量食べて、質のよい睡眠を心がけましょう。

毎日の養生

daily

9

食材は地産地消を心がける

「身近なところで育った旬のものを食べるのが体によい」というのが漢方の考え方です。

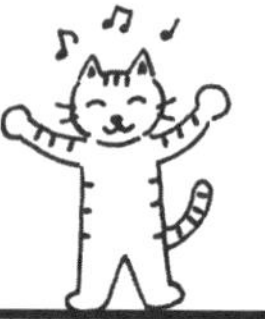

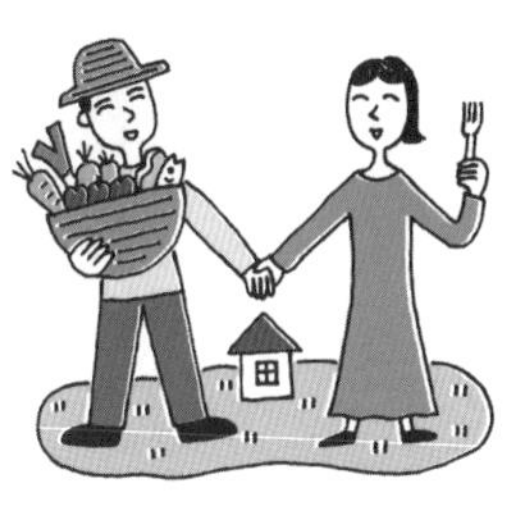

漢方養生では、地元でできた旬のものが体によいという「身土不二（しんどふじ）」の考え方を大切にしています。その季節に穫れる旬のものは栄養価も高く、夏に穫れるものは体を冷やし、冬に穫れるものは温めるなど、理にかなっていることが多いのです。現代では旬がわかりにくくなっていますが、身近な露地栽培の野菜を気にしてみるといいかもしれません。

毎日の養生

daily 10

疲れたら深呼吸

呼吸は、たくさん吸うことよりも、吐き切ることを意識してみましょう。

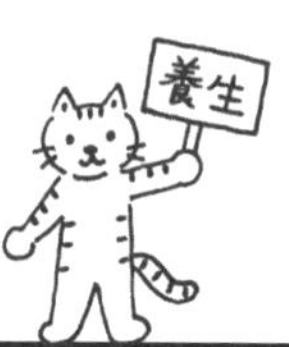

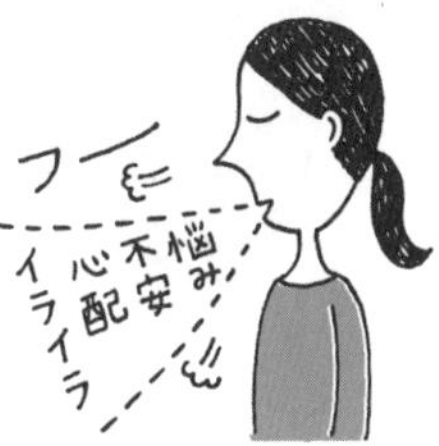

呼吸を意識して行うことで、リラックスして、緊張や不安が取りのぞかれることがあります。ただ、深呼吸をしようとしても、なかなか酸素が胸いっぱいに入ってこないという人が多いかも。そういうときは、息を吐き切ることを意識してみましょう。吐き切った分、酸素が入ってきます。心配ごとや、悩みなど、ストレスのもとになっているものをすべて出し切るつもりで、深呼吸してみて。

Part 3

春の養生（2・3・4月）

漢方での春は、立春（2月4日頃）から始まります。春は、五臓の「肝」を

春と関係の深い五臓

かん
肝

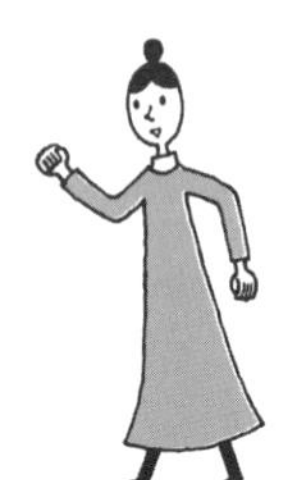

ととのえる生活をすることがポイント。また風が激しく吹く春は、「風」が「肝」の不調を招く大きな原因になると考えられています。スカーフやマスクなどを使って、風が体に入り込まないようにしましょう。

春に出やすい症状

- 自律神経の乱れ
- 更年期の症状の悪化
- 不眠
- うつ
- 花粉症などのアレルギー　など
- 五気の「風」の影響を受けやすい

01 spring

体調管理

自律神経の乱れ

元気が出ない

春は新しいことをスタートさせる

これまでやってみたかったこと、冬の間に計画していたことを始めるなら今！

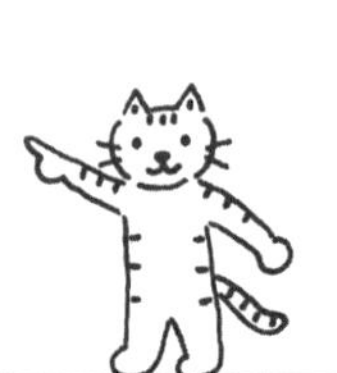

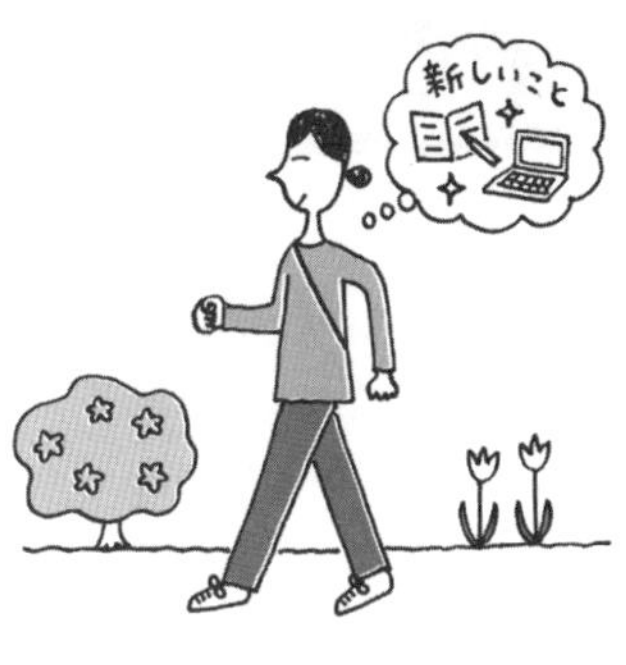

ヨガや散歩など、無理なくできる運動をスタートするのもおすすめ

漢方では人も自然の一部なので、自然に従って生きるべきであると考えます。春に新しい命が生まれるように、人もまた新しいことを始めるのに適した季節です。また、冬の間に眠っていた種が春に芽を出すように、温めていた計画の実現にも動き出してみて。心身の準備運動をするように、体を軽く動かして気を巡らせることもよいでしょう。

食べもの 鶏レバー（元気が出る）

ツボ 太衝（たいしょう）（春に高ぶりがちな「肝」の機能を調整してくれる重要なツボ）

02 spring

胃腸の負担になるものはひかえる

春の「肝（かん）」の不調は胃腸にも影響します。脂っこいもの、味の濃いものはさけて、酸味のあるさっぱりとしたものを食べましょう。

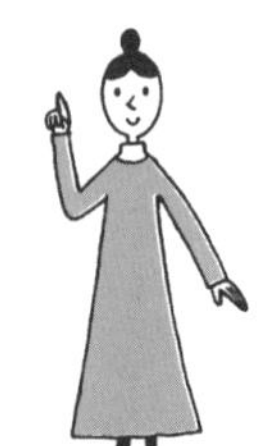

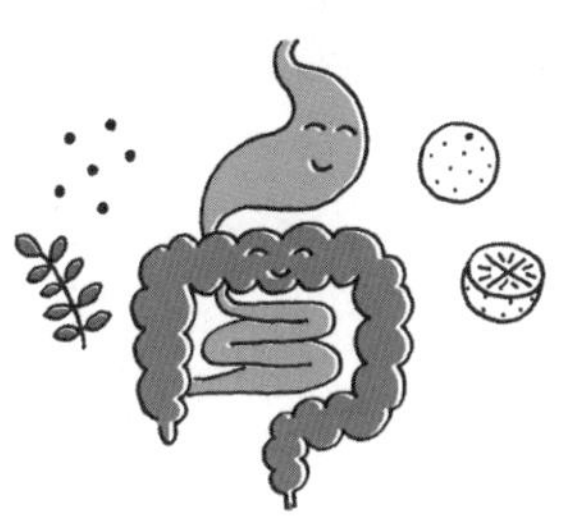

春の養生では、胃腸の状態をととのえておくことが大切です

漢方では、五臓（ごぞう）は影響し合い、バランスを取っていると考えられています。春は「肝」が不調を起こしやすい季節ですが、「肝」の調子がくずれることで、胃腸も弱りやすくなります。この時季におすすめなのが山椒（さんしょう）。山椒は胃腸の働きを活発にし、冷えにも効果的です。ただし、体を温める作用が強いので、皮膚炎があるなど、体に熱のこもっているタイプの人はひかえめに。

食べもの 山椒、柑橘類（かんきつるい）（胃腸の働きを活発にする）

ツボ 中脘（ちゅうかん）（胃の働きが悪いときは手を当てたり、カイロやペットボトルで温めるとよい）

03 spring

体調管理　自律神経の乱れ

早起きをしてたっぷり朝日を浴びる

新鮮な春の陽気をたっぷり取り込み、体内の気を巡らせましょう。

冬に休眠していた体にスイッチを入れてこれから1年の活動に備えます。

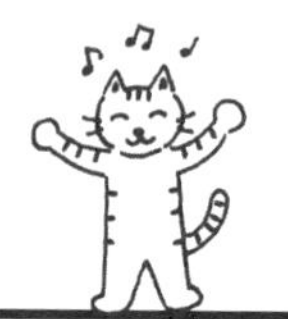

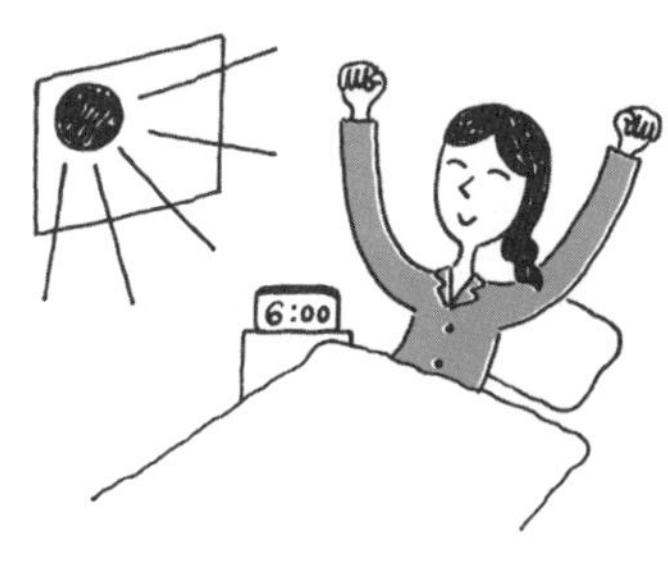

中国の医学書の古典『黄帝内経（こうていだいけい）』には、「春は日の出前に起きてゆっくり庭を散歩するのがよい」とあります。春は少しでも陽気を多く取り込むために「早起き」するのがポイント。日の出の時間に起きて、朝の散歩を日課にしてみませんか。いつもは視界に入らなかった草花に気づくかもしれません。生命の誕生や成長を感じることも、立派な春の養生です。

食べもの **ふき**（元気が出る）

プチ養生 **森林浴**（春にぴったりの健康法。樹木の発する気で心身が癒される）

spring

04

イライラ

元気が出ない

体と心に勢いが出る山菜を食べる

イライラする、やる気が出ないときは、山菜を食べて元気を出しましょう。春の新芽のエネルギーが、体と心にパワーを与えてくれます。

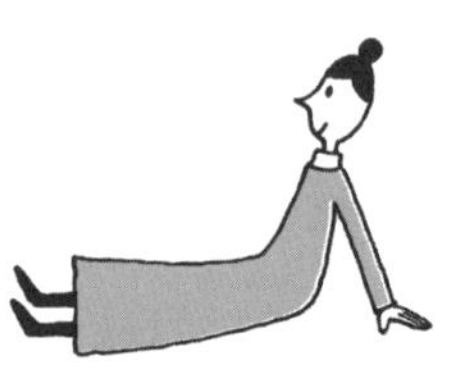

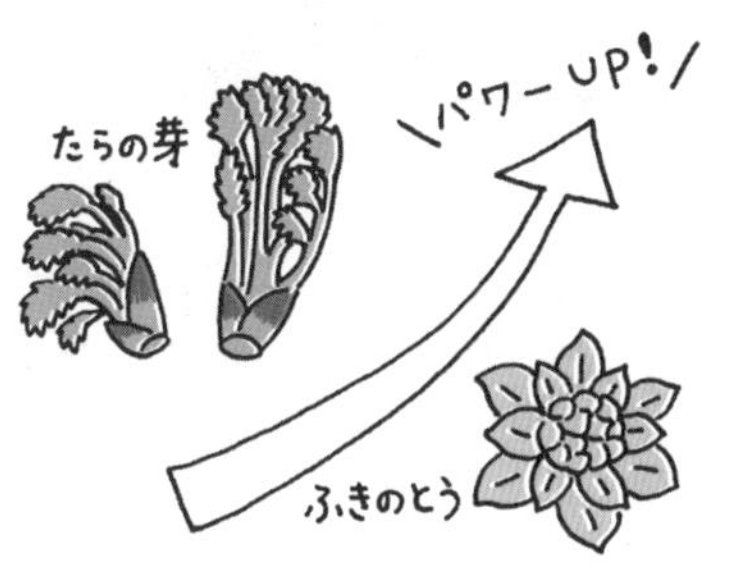

たらの芽やふきのとうなど、春に出回る山菜には独特な苦味や香りがあります。この苦味や香りが、春に弱りやすい「肝（かん）」の機能を高めて、冬にたまった老廃物も排出してくれるといいます。ただし、苦味のあるものは体を冷やす性質があります。灰汁（あく）も強いので、胃腸の弱い人は食べすぎに注意しましょう。

食べもの **山菜、せり**（自律神経をととのえる）

ツボ **丘墟（きゅうきょ）**（レストランなどでメニューを決められないのは決断力の源、「肝」と関係のある六腑（ろっぷ）の「胆（たん）」の働きの低下かも。ここぞというときに押してみよう）

05 spring

花粉症　鼻炎

花粉症はタイプ別に養生法を変える

水っぽい鼻水が出るなら体が冷えています。黄色くドロドロなら体に熱がこもっています。寝不足や暴飲暴食を改めるだけで症状が軽減することもあります。

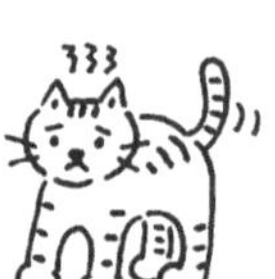

冷えタイプ　熱タイプ

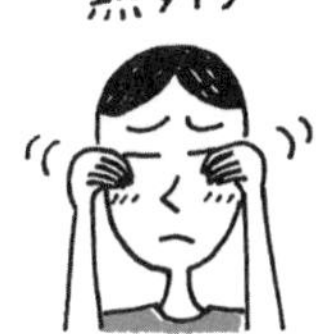

花粉症は「冷え」「熱」、どちらのタイプかによって養生法が変わります。寒いと悪化してさらさらとした鼻水が出るなら体を冷やしていないか注意を。体を温めると悪化して目やのどのかゆみ、皮膚の炎症などが出るなら、香辛料や脂っこいもの、飲酒はひかえてさっぱりした味つけの食事を心がけましょう。「冷え」「熱」どちらの症状もあるなら両方の養生法を試してみて。

食べもの　**しょうが**（冷えを取る）／**菊花茶**（熱を取る）

ツボ　**迎香**（げいこう）（鼻翼の脇にあるツボ。鼻炎や臭いがわからないなど鼻の症状全般によい）

06 spring

ストレス 自律神経の乱れ

がんばっている自分をほめてあげる

ストレスは「肝（かん）」の働きを低下させます。
日々、大らかにすごしましょう。

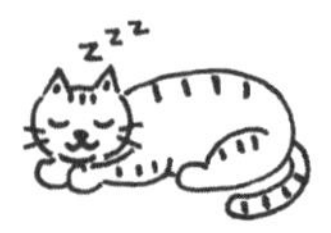

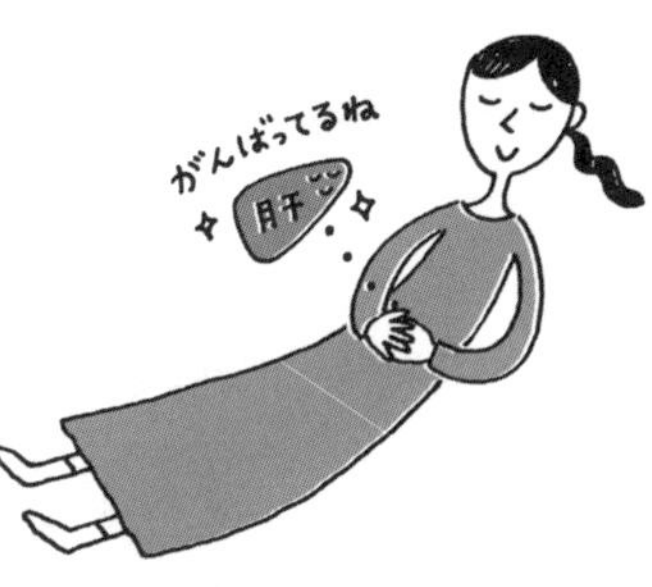

環境が変わったり、新しい出会いが増えるときです。期待やワクワクすることが多い反面、プレッシャーやストレスにさらされることも多いかもしれません。イライラや怒りを抱えることで弱るのは、「肝」の働きです。「肝」が不調になると、自律神経が乱れたり、血流が滞ったりすることも。あまり自分を追い詰めず、普段からがんばっている自分をほめてあげましょう。

食べもの **クコの実**（肝を助ける）

ツボ **曲泉**（きょくせん）（肝機能アップのほか、月経痛などの婦人科系のトラブルや膀胱炎にも効果的）

07 spring

自律神経の乱れ　めまい　のぼせ

気を巡らせて春の不調を改善

「肝（かん）」が過剰に働きすぎると、めまいやのぼせなど、自律神経の乱れが起こります。

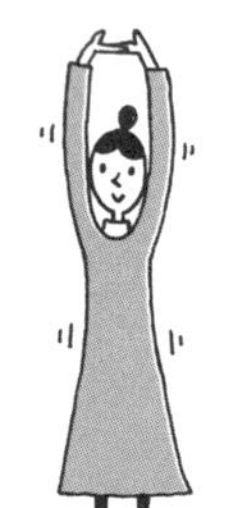

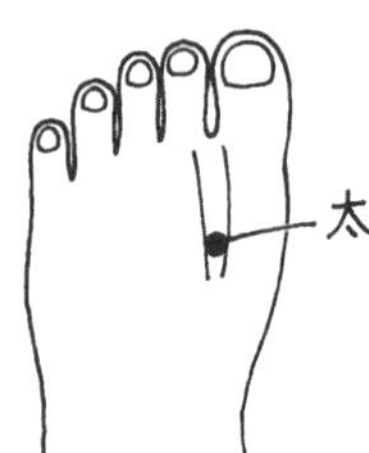

「太衝」は親指と第２指の間をたどって指が止まるところにあるツボ

春は自然界の「風」の影響を受けて「肝」が不調を起こしやすいとき。気が滞ると、突風のように「風」が体内で舞い上がり、気が上へのぼってしまいます。この状態を「肝陽上亢」といい、めまい、のぼせ、イライラなどが起こりやすくなります。この章の養生を実践して、「肝」に負担をかけない生活を心がけましょう。「肝」の調子をととのえる、足の甲にある「太衝」のツボを押すのもおすすめ。

食べもの **あさり**（めまいの改善）

プチ養生 **レッグウォーマー、ハイソックス、ブーツをはく**（ひざ下を冷やさず保護する）

08 spring

下痢　胃腸の不調

春キャベツで胃腸をととのえる

五味の「甘」に分類される食材は、「肝」の働きが高まりすぎて弱りがちな消化吸収を助けてくれます。なるべく春野菜の自然な甘味を取りましょう。

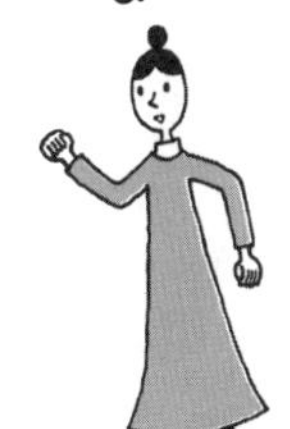

胃腸の調子が乱れていると感じたら、消化吸収を助けてくれる「甘」を取りましょう。「甘」といっても砂糖やフルーツの糖分ではありません。糖分は体を冷やしてしまうので、食べすぎは禁物。「甘」とは、漢方での味の分類、五味のなかのひとつです（P31参照）。またキャベツには、「キャベジン」という胃腸をととのえるビタミンUが含まれていることも知られています。

食べもの **えんどう豆**（胃腸をととのえる）

ツボ **足三里**（あしさんり）（胃腸のほかにも、さまざまな不調に効果のある万能のツボ）

09 spring

自律神経の乱れ

イライラ

不眠

頭痛

めまい

香りの強い野菜で気の巡りを改善

しそやセロリなどの香味野菜の独特の香りには、気の流れをよくし、気持ちをととのえる効果があります。

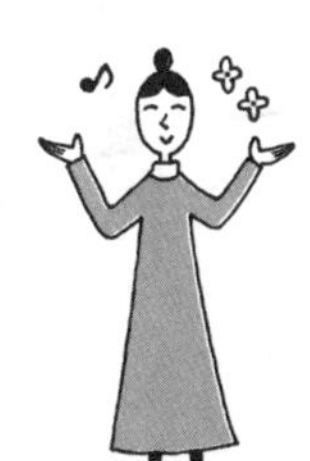

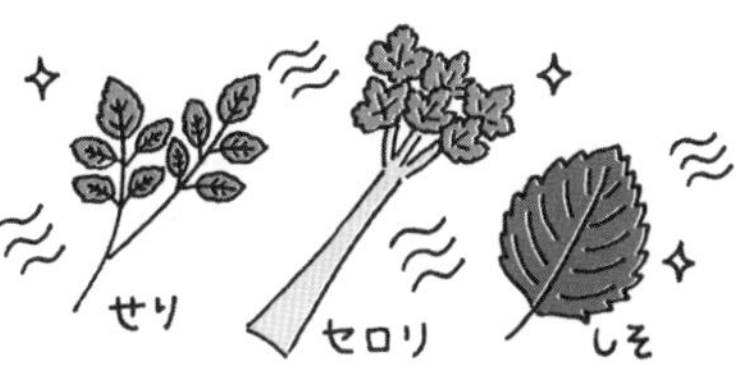

しその葉は、「気滞」を改善する漢方薬にも使われることの多い食材です

春は自律神経が乱れ、生命エネルギーである気が滞りがちに。漢方ではこういう状態を「気滞（きたい）」といいます（P25参照）。気滞の状態になるとイライラや不眠、頭痛、めまいなどが起こりやすくなります。大きな病気につながらないように、気の巡りは常によくしておくことが大切。この時季は、暴飲暴食や生活リズムの乱れ、ストレスにとくに注意しましょう。

食べもの **クレソン**（気の流れをよくする）

プチ養生 **好きな香りをかぐ**（気の流れをよくするには、アロマやお香など好きな香りをかぐのも有効）

10 spring

自律神経の乱れ
イライラ
のぼせ
元気が出ない

ミントティーでリフレッシュ

清涼感のあるスッキリとしたミントの香りが、春に起こりやすいメンタルの不調をやわらげてくれます。気持ちが落ち着かないときはミントティーでひと休みを。

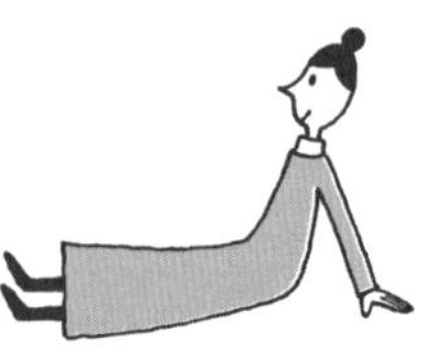

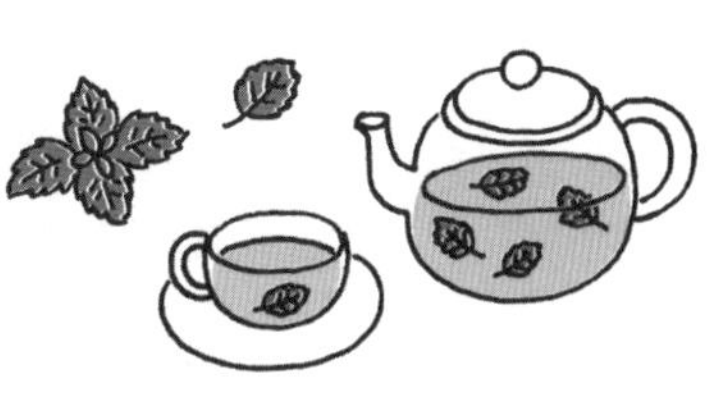

ミントはこもった熱を発散させ、鎮静作用のある性質の食材なので、自律神経の乱れによるイライラ、のぼせ、落ち込みなどに効果的。フレッシュな生のミントが手に入ったら、ミントティーをいれてみましょう。①水でよく洗ったミントの葉の水気を切り、半分にちぎる、②ティーポットに葉を入れて熱湯をそそぎ、3～5分蒸らしてできあがり。お好みでレモン汁をたらしていただきましょう。

食べもの **菊花茶**（イライラを鎮める）

ツボ **肝兪**（かんゆ）（イライラやストレスを感じたら、こぶしでトントンと軽く叩くか、ゴルフボールなどで刺激する）

体をゴシゴシ洗わない

皮脂を取りすぎて肌荒れを起こしてしまうことも。ボディシャンプーや石けんを使うならふわふわに泡立てて洗いましょう。

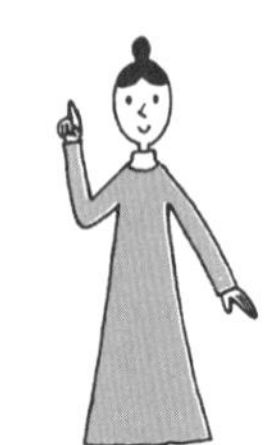

ボディシャンプーなどを使うなら、たっぷり泡立てて、泡で肌をなでるイメージで洗いましょう

ボディシャンプーや石けんの使いすぎが、肌へのダメージになっていることも多いようです。必要な皮脂まで落としてしまうためです。汚れが気になる部位以外は、ボディシャンプーや石けんを使わずに、お湯でやさしく洗い流すくらいがちょうどよいのです。髪を洗うときにも、なるべくシャンプーが体につかないように気をつけましょう。

食べもの **カツオ**（肌をうるおす）

プチ養生 **米のとぎ汁やぬか袋を使う**（入浴剤の代わりに米のとぎ汁を入れたり、ぬか袋で体を洗うと肌にやさしい）

12 spring

肌トラブル
美容

水パック＆白ごま油でスキンケア

しっかり保湿して、油分でふたをすれば、春の乾燥で荒れた肌がしっとりととのいます。水と白ごま油だけで、うるおいを実感できます。

水パックの仕方

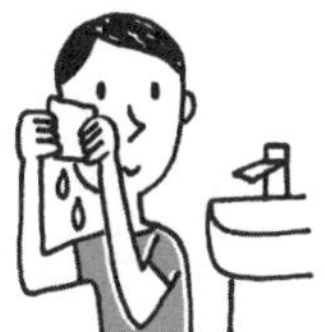

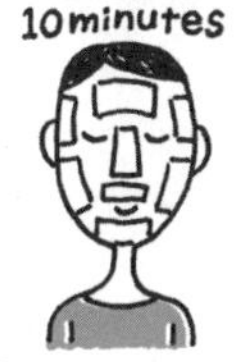

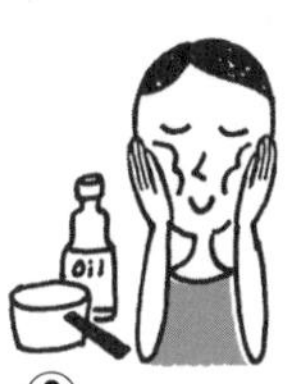

① したたるくらいにたっぷり水を含ませたコットンを顔に並べる

② そのまま10分パックする

③ 白いごま油をうすくぬる

白いごま油は漢方軟膏の材料や、アーユルヴェーダの治療薬やマッサージにも使われます。スキンケアやマッサージ専用のものもありますが、食用のものを使うときは、油の性質をよくして使いやすくするため、一度100度以上に加熱して、冷めたものを使用してください。1カ月くらい保存できます。

食べもの ほうれん草（炎症を鎮める）

ツボ 巨髎（こりょう）（瞳の真下の頬にあり、リフトアップ、引き締め効果などがある）

13 spring

元気が出ない　デトックス

ターメリックで心身のだるさを取る

カレーのスパイスに欠かせないターメリック（ウコン）は、「肝（かん）」の調子をととのえ、気の巡りをよくしてくれます。

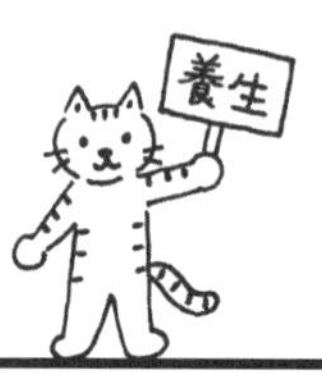

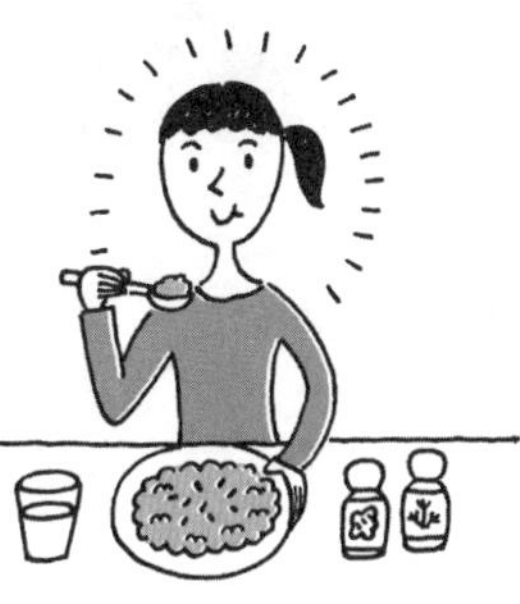

ターメリックは解毒作用が強く、冬にたまった老廃物を排出してくれます。油との相性がよいので、油炒めにすると体に吸収しやすくなります。ターメリック自体に味はほとんどありませんが、野菜炒めやスープに加えたり、ご飯を炊くときに加えてターメリックライスにすると、鮮やかな黄色が楽しめます。スパイスなら料理に使えるので、取り入れやすいですね。

食べもの クミン（元気が出る）

ツボ 外関（がいかん）（自律神経をととのえ、慢性疲労を改善する）

自律神経の乱れ　肩こり　ストレス

14 spring

「くま体操」で肩甲骨をゆるめる

「くま体操」をすると、肩甲骨（けんこうこつ）の周りにあるツボを刺激することができます。自律神経の乱れやすいこの季節にぜひ試してみましょう。

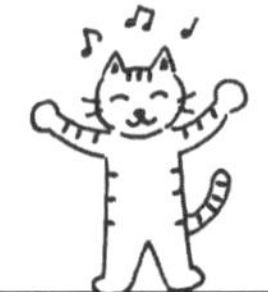

くま体操

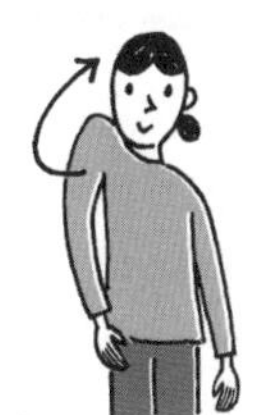

①
肩を後ろに向かって左右交互に回す。肩で背泳ぎをするようなイメージ

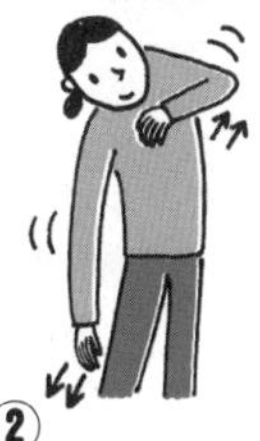

②
右手を下に、左手を引き上げて①のように肩を後ろに回す

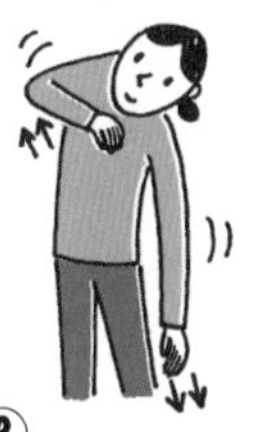

③
逆の手も同様に、①の肩の動きも合わせて行う

漢方には、「五禽戯（ごきんぎ）」という動物の動きを真似する体操があり、「くま体操」もそのひとつ。ストレスから自律神経が乱れると、筋肉が緊張して背中の痛みや肩こりが起こりやすくなります。「くま体操」はツボの集まる肩甲骨をゆるめてくれます。

食べもの たこ（動脈硬化の予防）

ツボ 膈兪（かくゆ）（肩甲骨の下にある自律神経を調整する重要なツボ。きついブラジャーで締めつけない）

15 spring

緊張　肩こり　頭痛　疲れ目

緊張したときは耳を軽く動かす

耳を動かすと体の緊張が取れます。
肩こりや頭痛、疲れ目にも効果的です。

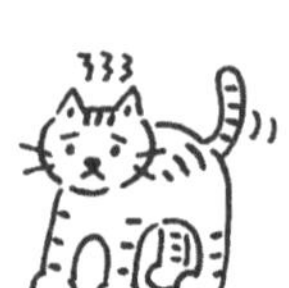

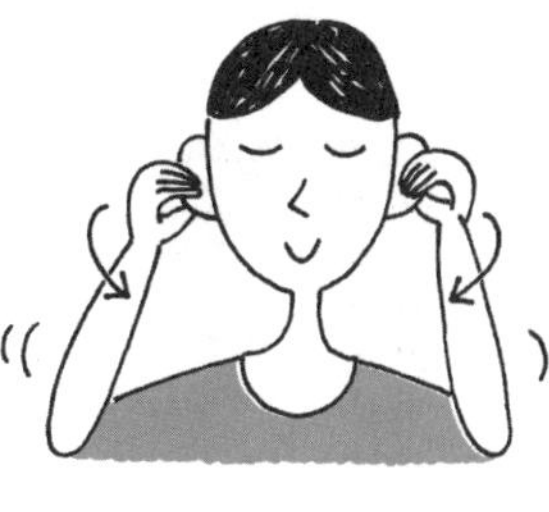

無理やり引っ張るのではなく、ゆるめるイメージでやさしく前に倒すのがコツ

体には、「経絡（けいらく）」という気の流れの通路が14本あります。「足の少陽胆経（しょうようたんけい）」という名前の経絡は、目の外側から始まり、側頭部、耳の周り、首から肩、体の横のラインを走って、足の薬指までつながる経絡。耳を動かすと体の緊張が取れるのは、耳への刺激が「少陽胆経」全体に伝わるからです。気が張っているなと思ったら試してみて。

食べもの いか（気力がわく、血行をよくする）

ツボ 環跳（かんちょう）（腰から下の緊張をゆるめる。少し硬めのボールなどで押す）

16 spring

冷え　自律神経の乱れ

冷え対策をおろそかにしない

春になって気温が上がってきたからといって、油断せずに冷え対策をしましょう。

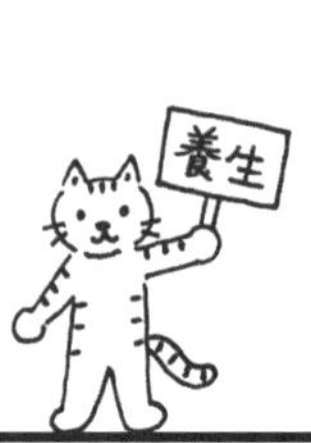

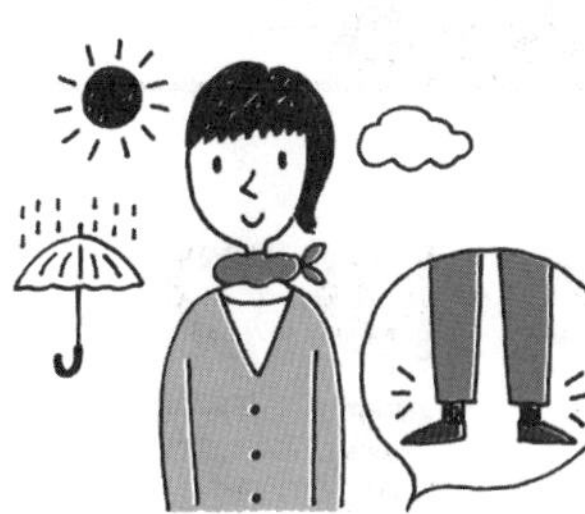

春は臨機応変に対応できる服装で

春の気候は「三寒四温（さんかんしおん）」と表現されるように、天気がころころ変わります。1日のなかで気温が急に上がったり下がったりもします。そんな寒暖差に対応できるように、薄手のものを重ね着するのが春先のファッションのコツ。また、上半身は温かくても足は冷えやすいので、あまり露出しないように気をつけて！

食べもの **にら**（体を温める）

プチ養生 **手足の温冷浴**（寒暖差に適応する体づくりに。「熱めのお湯で温めた手足を水に入れる」を7～8回くり返す）

体調管理　自律神経の乱れ

17 spring

ファッションや髪型はゆるめがよい

気持ちだけではなく、見かけもゆったりさせたほうが「肝（かん）」の働きはよくなります。

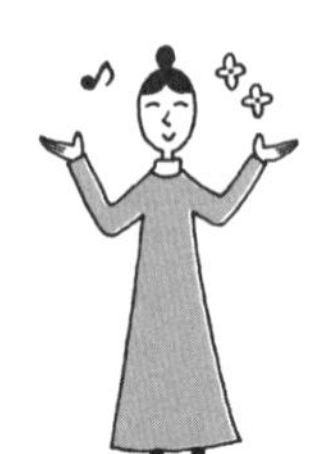

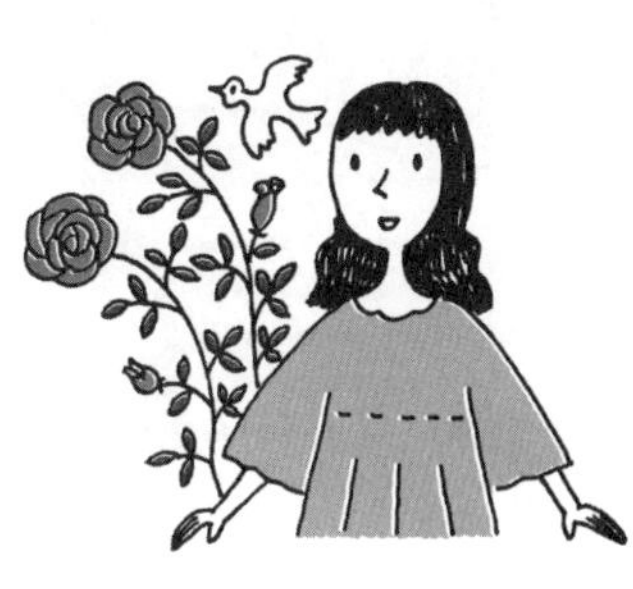

髪型もぎゅっとひとつに
束ねずに、ふんわりと

生きものや植物がのびやかに成長していく、春の季節との調和を考えると、「束縛」や「締めつけ」は心身のバランスをくずすもと。ぴったりフィットしたファッションや、必要以上に締めつける下着などはさけましょう。普段の日は仕事などで難しいという人も、休日だけはゆるめの服装を意識してみてください。

食べもの **バラの花茶**（自律神経をととのえる）

プチ養生 **頭皮のオイルマッサージ**（頭には多くのツボがある。洗髪前にオイルマッサージをすると1日の緊張がゆるんでリラックスできる）

Part 4

梅雨&夏の養生（5・6・7月）

日本の気候の特徴は湿気の多さ。とくに梅雨時は「湿（しつ）」が体調をくずす

梅雨と関係の深い五臓

脾（ひ）

梅雨・土用に出やすい症状

- 頭痛
- めまい
- だるさ
- むくみ　など
- 五気（ごき）の「湿（しつ）」の影響を受けやすい

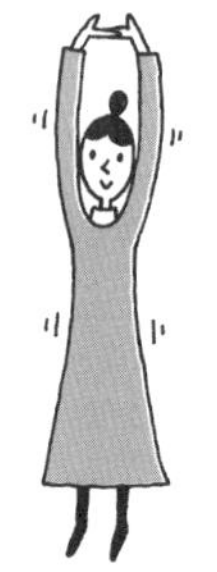

大きな要因になります。また近年、異常な暑さが続くため、暑さ対策も十分に。体に「熱」がこもると五臓の「心」を弱めてしまいます。冬に向けて、夏のうちにエネルギーをチャージしておくことも大切です。

夏と関係の深い五臓

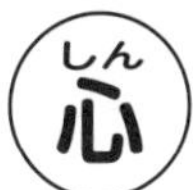

夏に出やすい症状

- 熱中症
- イライラ
- 心疾患
- 脱水
- 胃腸の不調　など
- 五気の「熱」の影響を受けやすい

summer

01

梅雨

水毒　むくみ　めまい　頭痛

必要以上に水分を取りすぎない

水分は30分に1回、2、3口（50cc程度）。1日1リットル前後を目安に。一気飲みせずに少しずつ飲みましょう。

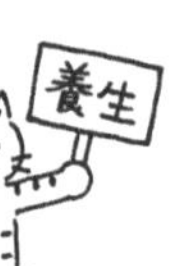

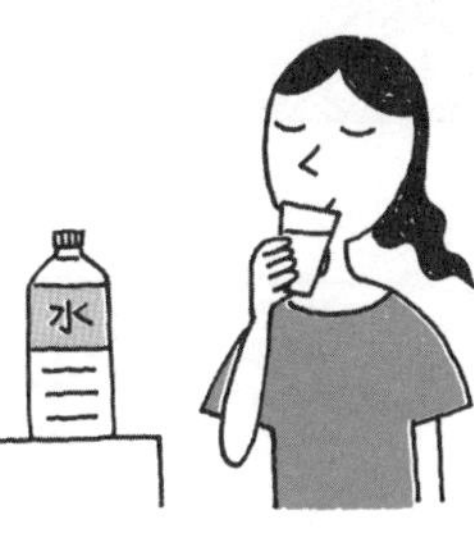

1回2、3口。ゴクゴク飲まない。水分の取りすぎに注意しましょう

日本の夏は湿度が高く、とくに梅雨時は五気（ごき）の「湿（しつ）」の影響を受けやすくなります。熱中症予防や美容によいからと水を大量に飲む人もいますが、食べものからも水分を取っているので、過剰摂取してしまっていることも。梅雨になると体調をくずす人は、体内の水分をうまく排出できない「水滞（すいたい）」（P29参照）の状態で、むくみや頭痛、めまいなどの症状は「水毒（すいどく）」のせいかもしれません。

食べもの **はと麦茶**（水分代謝をよくする）

ツボ **陰陵泉（いんりょうせん）**（水分代謝をよくする。軽く押しただけで痛みがあるなら、水毒がたまっているサイン）

summer

02

梅雨

気象病　水毒

気圧の変化を意識する

日々、天気予報をチェックして、気圧の変化や寒暖差に備えましょう。寝不足や暴飲暴食をさけることも体調不良の予防になります。

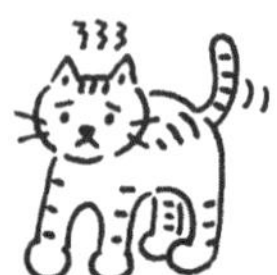

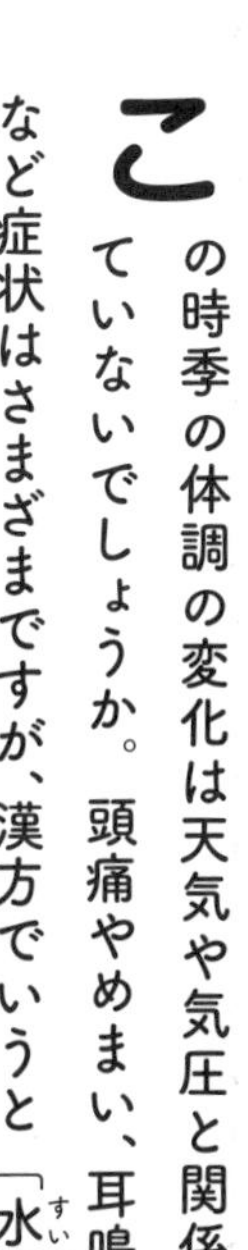

この時季の体調の変化は天気や気圧と関係していないでしょうか。頭痛やめまい、耳鳴りなど症状はさまざまですが、漢方でいうと「水毒（すいどく）」が原因のことも。気圧が下がると体は水分をため込もうとするからです。天気が変わりやすい季節は、水分や食事の取り方に気を配りつつ、天気と相談してスケジュールを組んでみては。気圧を予報するアプリを入れておくのもおすすめです。

食べもの ハイビスカスティー（むくみを取る、美肌）

ツボ 内関（ないかん）（精神安定のツボ。乗りもの酔いやめまいにもよく効き、自律神経を調整して胃腸の状態をととのえる）

summer

03

梅雨

部屋や寝具をしっかり除湿する

湿気の影響を受けないように、
寝室やリビングの
湿度管理をしましょう。

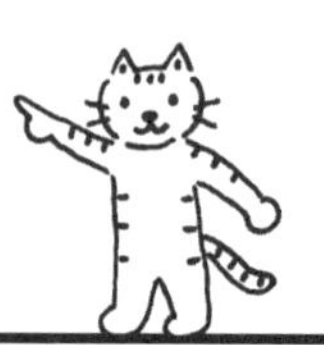

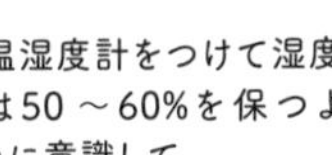

温湿度計をつけて湿度は50～60%を保つように意識して

部屋のなかがジメジメしていると、やはり体は五気の「湿」の影響を受けてしまいます。胃は「湿」に弱いので消化器系の不調が起こりやすくなります。寝室やリビングなど、1日で長い時間をすごす部屋は、換気をしたり、除湿器を置いたりと、湿度管理を心がけましょう。寝具も吸湿性のすぐれた綿や通気性のよい麻を使うのがおすすめです。

食べもの **とうもろこしのひげ茶**（水分代謝）

プチ養生 **新聞紙で湿気対策**（布団の下に敷いたり、しけやすいところに丸めて置いておくと、湿気を吸ってくれる）

summer

04

梅雨

軽い運動で汗をかく

雨の日も室内でできる運動をしてなるべく体を動かしましょう。うっすら汗をかくことで、体の余分な水分を排出できます。

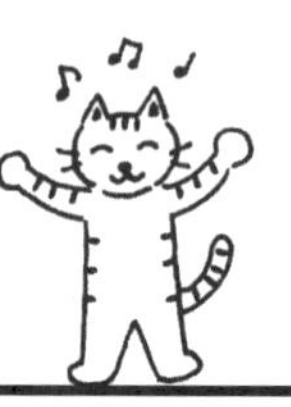

湿気による不調
むくみ
めまい
頭痛
下痢

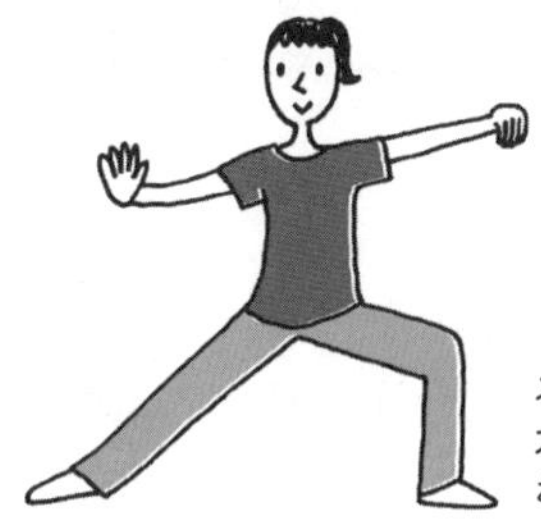
ストレッチやヨガ、太極拳などがおすすめ

湿度が高いと、体の表面の水の蒸発がすすまず、体のなかに「湿（しつ）」がこもって、「水滞（すいたい）」の状態になりやすくなります。野外ですごしにくい時季ですが、室内でもできるうっすら汗をかくくらいの運動をして、体の湿や熱を発散しましょう。ただし漢方では、汗といっしょに体内から気がもれると考えられています。激しい運動での汗のかきすぎには注意を。

食べもの **緑豆**（解毒、むくみを取る）

プチ養生 **低温サウナ、岩盤浴**（うっすら汗をかく程度のものがおすすめ）

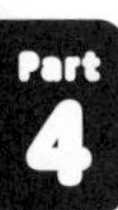

体調管理　元気が出ない

05 summer

活発にすごして、陽気をチャージする

体を動かしたり、遊びに行ったりして、体に満ちる陽の気を上手に巡らせて。心身を外に向けて楽しくすごしましょう。

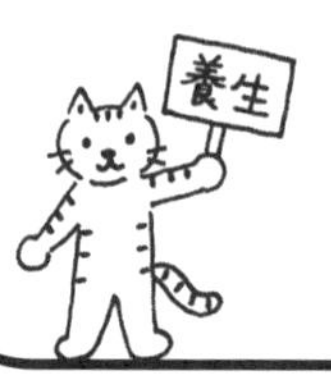

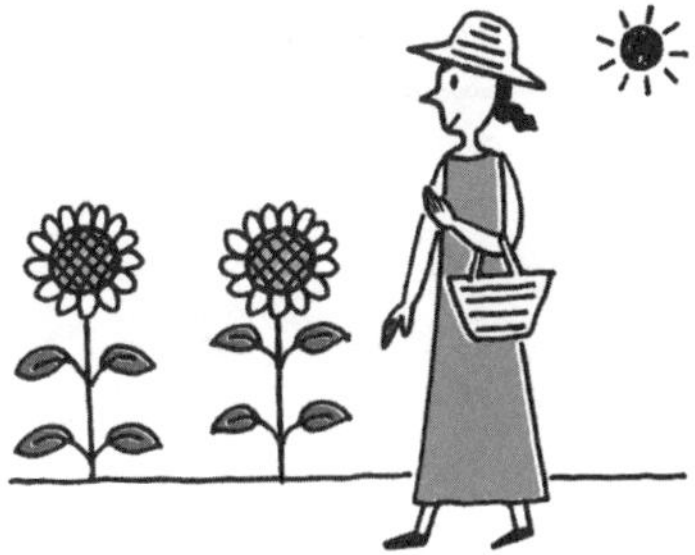

梅雨が明けて暑くなると、涼しい室内にこもりがちになりますが、夏は気持ちを外に向けて陽気を取り込む時季。しっかり気を取り込んでおかないと、秋や冬になってから冷えが起こることもあります。中国の医学書の古典『黄帝内経（こうていだいけい）』には、夏は「草木が成長し、万物が茂り、花咲き乱れ、陽気が最高潮に達する時季」とあります。自然の営みに合わせて、心身ともに活動的に。

食べもの **もやし**（利尿、解毒）

ツボ **大椎（だいつい）**（エンジンがかからない朝、熱めのシャワーを30秒以上当てると、やる気スイッチが入る）

06 summer

暑さをさけて、涼しい時間帯に活動する

朝晩の少し涼しくなる時間を狙って活動しましょう。夏の養生は暑さ対策が第一です。

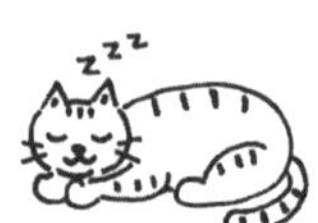

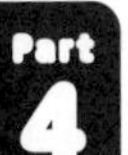

活動的になりたい夏ですが、暑さがひどい日には、涼しい時間を狙って行動しましょう。汗のかきすぎは体調をくずすもと。汗といっしょに毛穴から気がもれて、水分とエネルギー不足になり、夏バテしやすくなります。最近の異常気象で、夏の暑さは以前とは変わってきています。暑さがひどいときには無理に外出せず、家のなかでストレッチやヨガなどをして活発にすごすのもありです。

食べもの 枝豆（夏バテ予防）

ツボ 屋翳（おくえい）（顔や脇の汗を止めたいときに、やや強めに押す）

summer

07

熱中症　ほてり

熱中症予防には スイカ

夏を代表するくだもの、スイカは
漢方でも薬効の高い
食べものとして知られています。

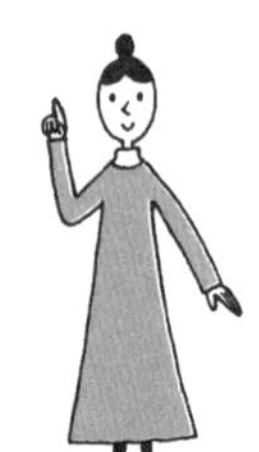

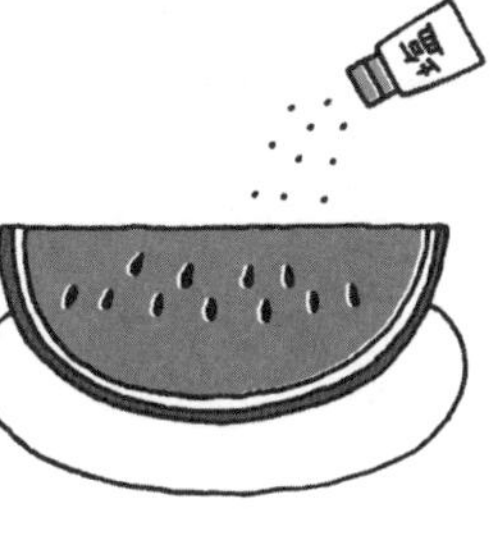

熱やほてりを冷ます「白虎湯（びゃっことう）」という漢方薬があります。スイカはそれに匹敵する効果があることから、「天然の白虎湯」といわれています。水分をたっぷり含んでいるので、塩をパラパラとふって食べれば、汗で失われがちな水分とミネラルを補えます。ただし、冷蔵庫から出したてだと体を冷やしすぎるので、少しおいたものを食べるのがよいでしょう。

食べもの **メロン**（熱中症予防）

ツボ **百会（ひゃくえ）**（熱中症になりそうになったら、保冷剤や霧吹きの水で、百会を中心に頭を冷やす）

08 summer

冷房を上手に使う

汗のかきすぎが冷えにつながる場合も。
脇の下の汗をチェックして！
夏は暑さをさけることが養生の基本です。

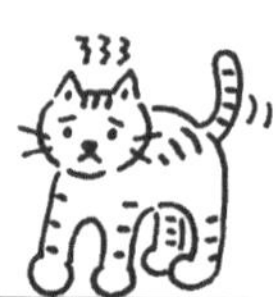

寝室はあらかじめ低めの温度で冷やしておいて。エアコンに向けて、ななめ45°下からサーキュレーターを当てると、冷気が部屋を循環します

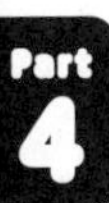

「冷房は体に悪いから」「節電のため」という理由で、設定温度を高くしている人も多いですが、中途半端な冷房はかえって体を冷やすもと。人は暑いと汗をかいて体を冷やしますが、そこに冷房の冷風が当たると余計に冷えてしまいます。さわってペタペタするならば、それは汗をかいている状態。汗をかかない程度に、冷房の設定温度は下げておきましょう。

食べもの **きゅうり**（水を補い、熱を冷ます）

プチ養生 **携帯用扇風機の使い方を工夫する**（戸外では、乾燥した状態で扇風機を使うと熱がこもるので、霧吹きの水などを吹きかけてから風を当てる）

summer

09

疲労　むくみ　夏の冷え

ぬるめの湯船につかる

湯船につかることで、疲れが取れてよく眠れます。暑い時季でもシャワーだけですませないで！入浴後の冷たい飲みものはＮＧ。

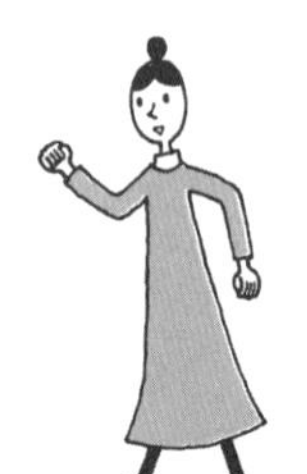

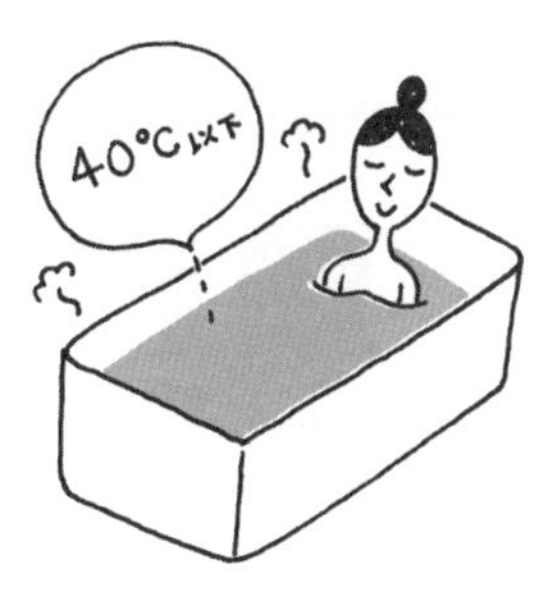

お湯は10分程度つかっても汗が出ないくらいの熱さに。お風呂上がりに冷たいものを飲みたくなるなら、温度が高すぎる証拠です

湯船につかることで疲れ以外にも、むくみが取れ、冷房による冷え予防にもなります。お風呂のお湯は、体温と同じか少し温かめ（40度以下）が目安。お風呂は寝る1時間〜1時間半前に入りましょう。入浴で一度上がった深部体温が下がるときに寝つきやすくなるからです。シャワーは夜より朝がおすすめ。熱めのシャワーを浴びるとスッキリ目が覚めます。

食べもの **チコリコーヒー**（むくみを取る）

ツボ **中脘**（ちゅうかん）（夏バテ予防。胃の働きを助けて「気」の不足を補う。押すよりも温めるとよい）

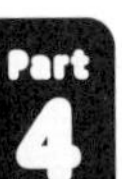

summer

10

熱中症　ほてり　不眠

寝苦しいときは、頭と手のひらを冷やす

寝不足は夏バテのもと。暑さで寝苦しい夜が続くときは、しっかり睡眠が取れるように工夫をしましょう。

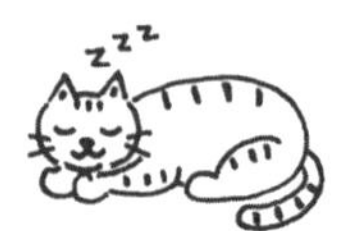

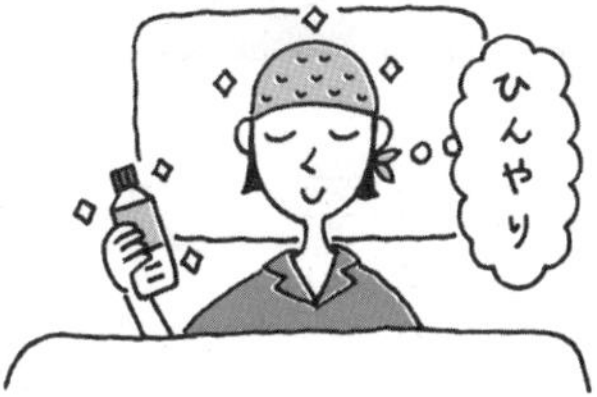

暑くて寝苦しいときには、頭や手のひらを冷やすと寝つきがよくなります。冷やすのは毛髪のある後頭部と頭頂部。あらかじめ冷やしておいたタオルを枕に敷いたり、頭に巻くのもよいでしょう。冷水を入れたペットボトルやタオルで包んだ保冷剤を手でにぎって寝るのもおすすめです。これらは暑い昼間にも使えます。熱やほてりをピンポイントで取ってくれるので、シャッキリします。

食べもの **豆腐**（熱を冷ます）

ツボ **労宮**（ろうきゅう）（不眠の緩和に。夏にこもりがちな「心（しん）」の熱を鎮静し炎症を抑える。ほてるときには冷やすと効果的）

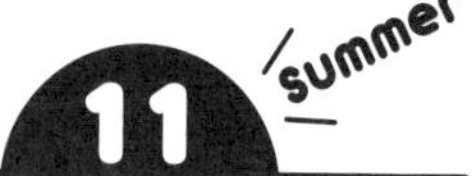

土用の期間は、胃腸の不調に気をつける

季節の変わり目である土用は、
体調をくずしやすいとき。
脂っこいものはひかえましょう。

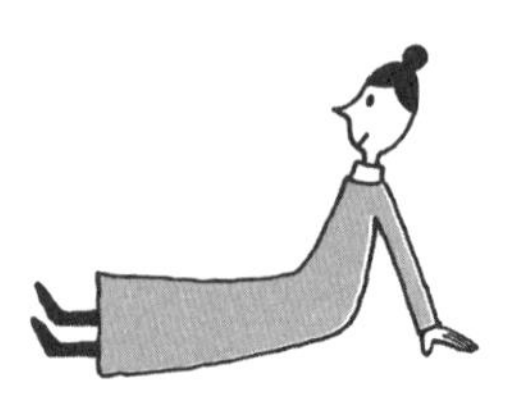

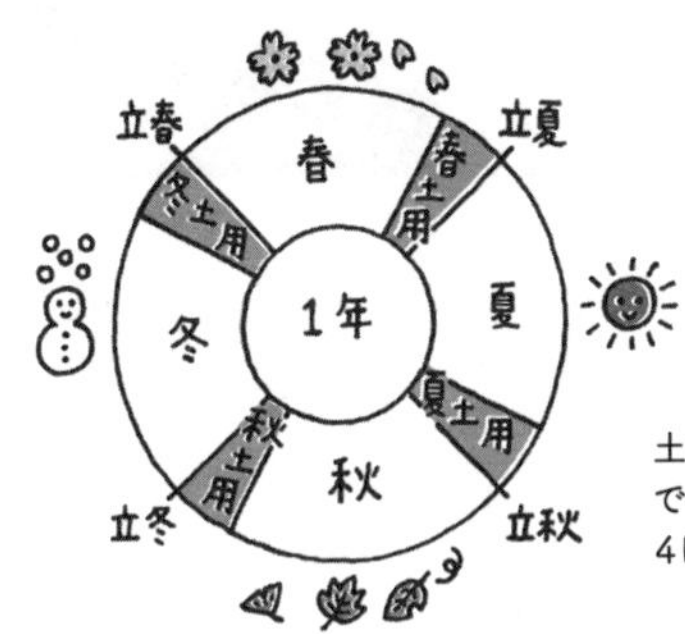

土用は夏だけでなく、年に4回あります

立春、立夏、立秋、立冬の前の約18日間を土用といい、土用が終わると暦のうえで季節が変わります。季節の変わり目は体調に気をつけたいとき。胃腸の調子をくずしやすい夏はとくに、土用の時期に脂っこいものはひかえて。「土用の丑の日はうなぎ」といいますが、こってりしたうなぎは本来なら夏の土用には向かない食べものです。

食べもの **アジ**（夏バテ予防）

プチ養生 **土用のすごし方を工夫する**（土用の時期はガーデニング、陶芸、家の増改築など、土に関することをさけたほうがよいといわれている）

12 summer

夏の冷え
胃腸の不調
水毒

体温より冷たいものはひかえる

夏の冷たいものは室内ではひかえましょう。
氷抜きや常温などの工夫を！

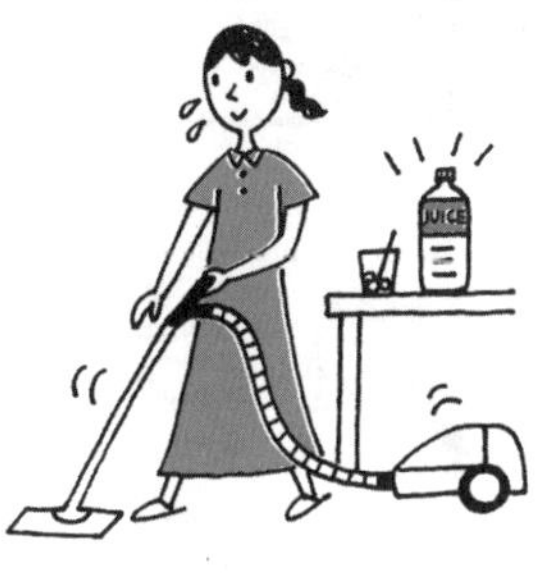

室内で冷たいものを取ったときには、そのあと家事をするなど、体を動かして温めるようにしましょう

自分の体温以下のものを取ると、冷えや「水毒」から夏バテの原因になります。とくに毎晩の冷たいビールは禁物。氷割りのお酒はお湯割りにするのがおすすめです。外食で飲みものを注文するときは「氷抜き」を習慣にしましょう。すでに氷が入っていたら、ごくごく飲まずに、口のなかで温めてから飲み込むようにすると内臓が冷えません。

食べもの 白湯(冷え予防)

ツボ 裏内庭(下痢や食中毒のときに強めに押す。お灸もおすすめ)

13 summer

ほてり　イライラ　肌の炎症　口内炎

苦味のある野菜を食べてほてりを取る

ゴーヤ（苦瓜）は熱を鎮める効果のある野菜。
体のほてりだけでなく、
イライラや炎症も鎮めてくれます。

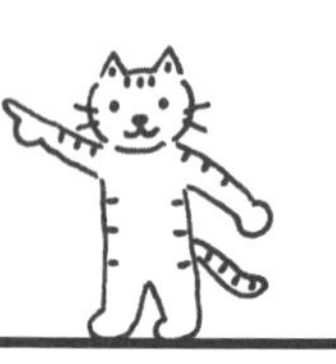

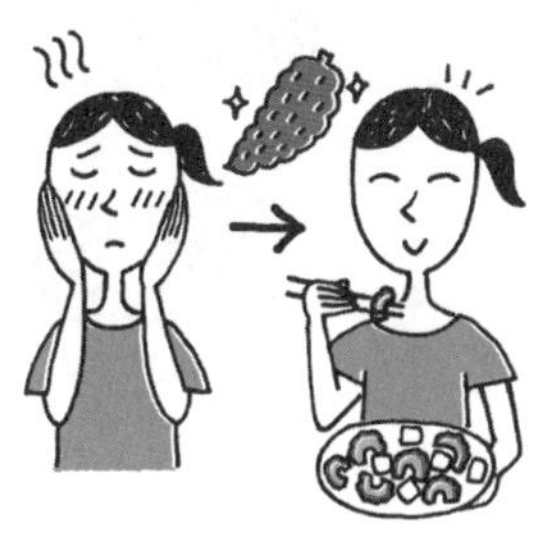

ゴーヤはもともと沖縄でよく食べられていた暑い地域で育つ野菜です。苦瓜という名からわかるように、その苦味が特徴。苦味は体にこもった熱を取ってくれます。体に熱がこもると、湿疹やのどの痛み、口内炎などの炎症となって出ることがあります。熱が原因の症状に効果的な野菜です。ただし、体を冷やす野菜は、胃腸が弱かったり、冷え性の人は食べすぎないほうが○。

食べもの **緑茶**（熱を冷ます）

ツボ **注夏**（注夏病＝夏バテのときに押すと、気が巡ってやる気がわいてくる）

14 summer

胃腸の不調

生ものや冷たいものを食べるときは薬味もいっしょに

生ものは胃を冷やします。
体を温める効果のある
薬味といっしょに食べましょう。

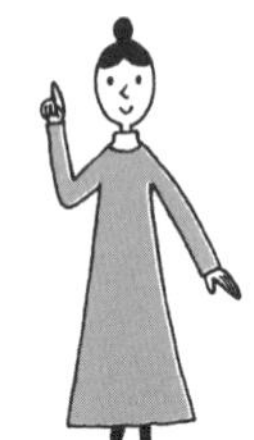

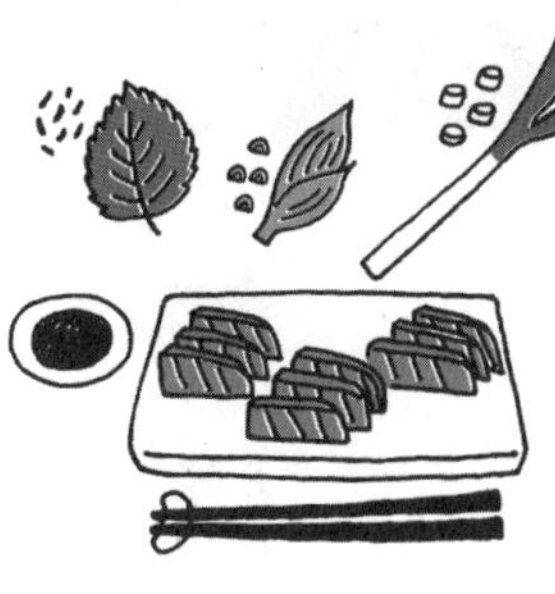

しそは気を巡らせる効果もあるので、漢方ではうつの処方などにも使われます

ねぎ、しょうが、みょうがなどの「薬味」は、体を温めたり、殺菌効果があったりと、その名のとおり薬のような効果を併せもちます。生ものや冷たいものを食べるときには、胃を冷やしすぎないためにもぜひ薬味を添えて。食べものが傷みやすい夏に、とくにおすすめなのがしそ。しそには殺菌効果があり、胃を温めて気の巡りもよくするので、刺身などに添えられているときは残さず食べて。

食べもの　みつば（胃腸を温める）

プチ養生　よくかんで食べる（よくかむことで唾液が出る。唾液は殺菌、解毒、精神安定作用がある万能薬）

15 summer

夏バテ 食欲不振 胃腸の不調

無理して食べない

漢方では、普段から食べすぎないことが基本ですが、とくに夏は無理して食べない。消化不良、夏バテ予防に、よくかんで食べましょう。

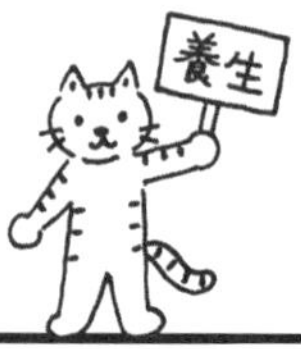

養生

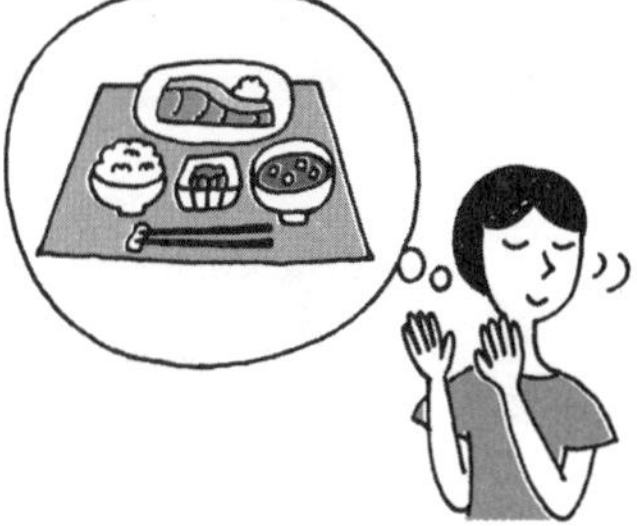

夏の食べすぎに
注意！

夏は、食べすぎて胃に熱がこもると、胃腸が弱って夏バテの原因に。調子が悪いと、「食べないと元気にならない」と思いがちですが、食欲がないときは無理して食べないこと。食欲がわかなければ食事を抜いたり、おかゆなどの消化のよいものを少し食べるなど、胃腸を休めて。また、よくかまないことが夏バテにつながることも。最初のひと口だけでも30回数えて食べましょう。

食べもの 山いも（胃にやさしい）

ツボ 胃の六華（背中にある膈兪・肝兪・脾兪のツボのこと。胃腸の調子をととのえるには、トントンと叩いたり、貼るタイプのお灸をする）

16 summer

「手首」「足首」は冷やさない

「手首」と「足首」には
大きな血管や大切なツボがあります。
冷房の効いた室内で
冷やさないように気をつけて！

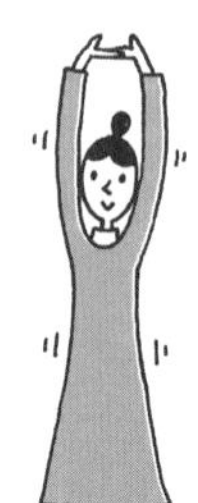

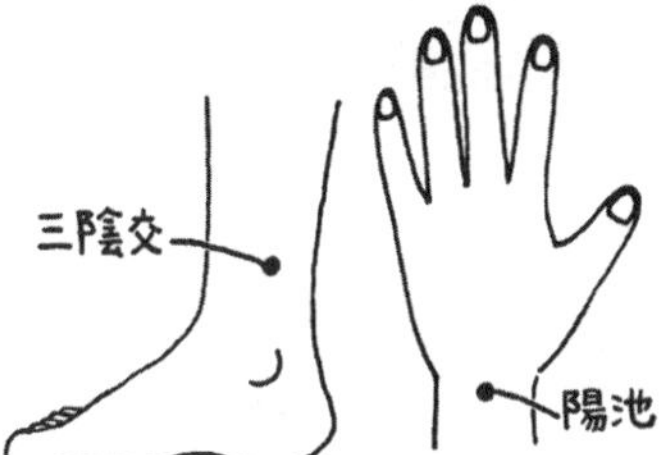

「三陰交」は内くるぶしから指4本分ひざ寄り。「陽池」は手首にできる横じわの中央のくぼみにある

「手首」と「足首」には、女性にとって大切なツボがあります。足首の近くにある「三陰交」は、冷えや月経など女性の不調に効果的なツボ。手首にある「陽池」は、血流をよくして冷えを取ってくれるツボです。また、夜寝るときには、胸から足まですっぽり布団をかぶっても寝苦しくないような室温設定に。暑いと無意識に布団をはいで、手足を冷やすことになるので注意して。

食べもの　ピーマン（冷え予防）

プチ養生　手足の温冷浴（P87参照。血管を鍛えて暑さや寒さに強い体になる）

17 summer

夏バテ　元気が出ない

夏野菜のカレーで体をととのえる

カレーのスパイスは生薬の宝庫。夏野菜といっしょに食べれば、体が元気に！

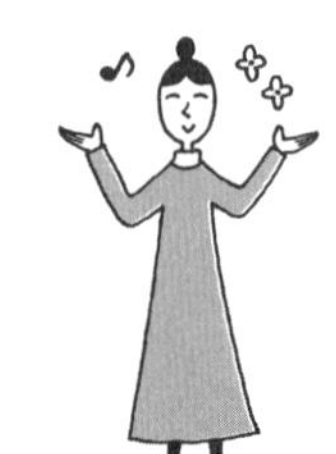

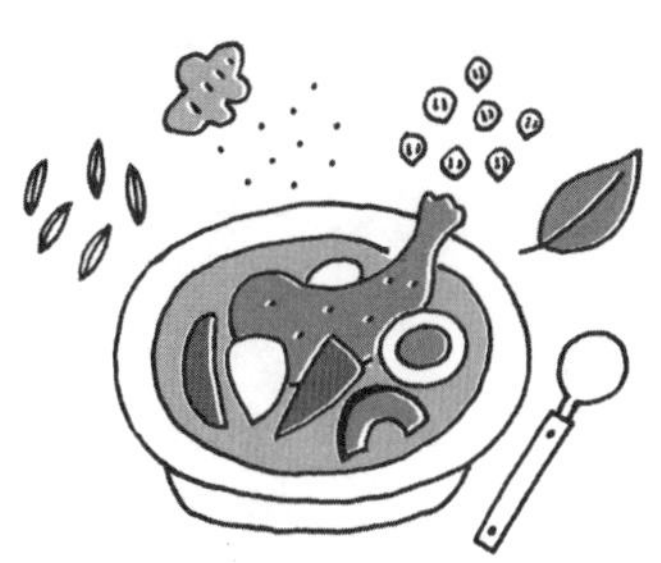

カレーのスパイスは体を温める効果のあるものばかり

カレーのスパイスは漢方では生薬として使われているものも多くあります。クミンは消化促進作用、ターメリック（ウコン）は気と血の巡りをよくする、コリアンダーは消化促進、胃腸のトラブルに効果的です。カレールーは胃腸の負担になるものも含まれているので、できればルーは使わずに、カレー粉などのスパイスでつくったカレーをいただくのがおすすめです。

食べもの　パクチー（胃腸の働きをよくする）

ツボ　曲池（きょくち）（自律神経をととのえる）

summer

18

夏バテ　夏の冷え　胃腸の不調

「冷製」はなるべくひかえる

冷製パスタ、冷やし中華、冷やしそうめん……。
夏に食べがちな「冷製」は
内臓を冷やします。

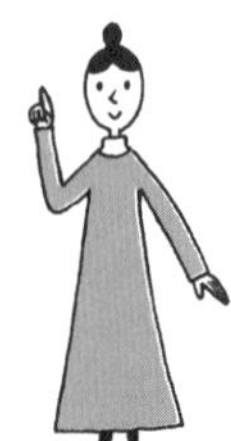

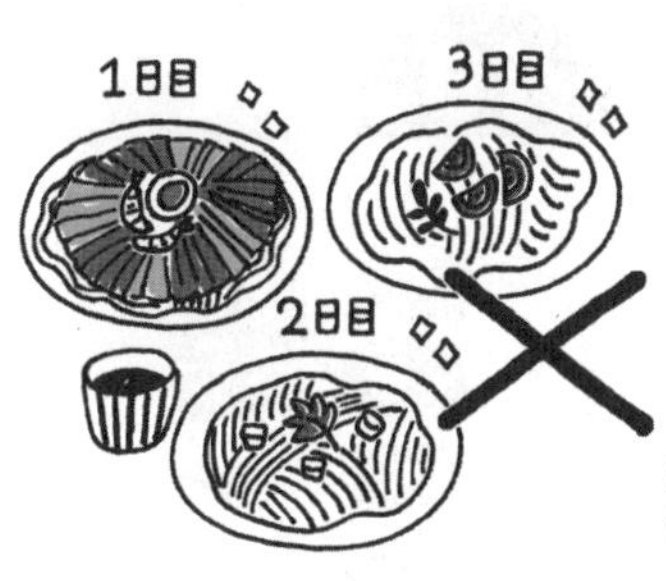

冷製の麺類は週1～2食までがおすすめ！

暑い夏に、つい手に取りがちな「冷製」食品。とくに麺類はツルッとのどごしのよいことから、頻繁に食べがち。たまにならよいのですが、毎日のように冷えたものを食べ続けるのは体調をくずすもと。また麺類はよくかまずに飲み込みがちなので、消化不良を起こすことも。麺類を食べるならよくかんで、つけ汁や麺を温めたり、薬味といっしょに食べることをおすすめします。

食べもの **緑豆春雨**（夏バテ予防、解毒）

ツボ **天枢**（てんすう）（大腸の働きをととのえ、夏の冷飲食による下痢や消化不良を改善）

19 summer

デトックス　リラックス　ほてり

塩とハッカオイルのお風呂でデトックス

暑くてイライラするときも、塩とハッカの湯船につかるとさっぱりします。

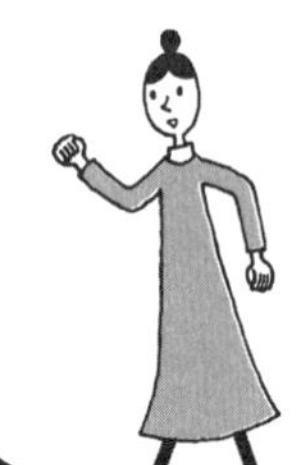

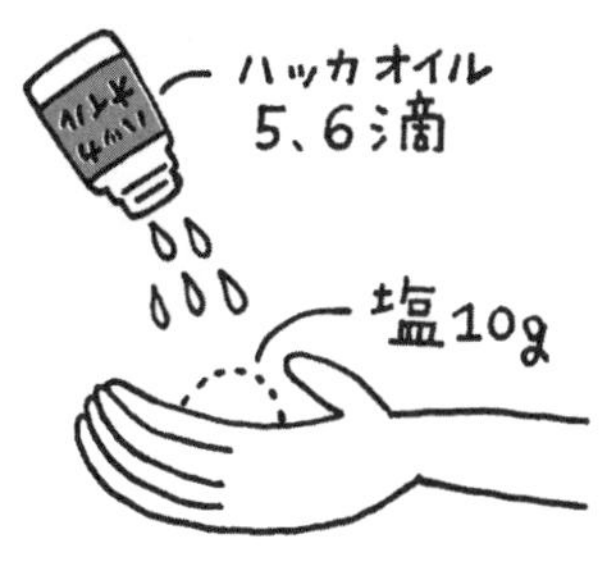

手のひらに盛った塩（10g程度）に、ハッカオイルを5、6滴たらして、ぬるめのお湯に入れて、よくかきまぜます

夏に気持ちがよいのがハッカオイルと塩のお風呂。ハッカは体の表面の熱を取ってくれますが、体の深部は冷やしません。スーッとしたさわやかな心地よさを感じることができます。また、ハッカの香りにはリラックス効果、塩には発汗作用もあります。ハッカ以外に、ラベンダーなど、お気に入りのアロマオイルを使うのもおすすめです。

食べもの **酢**（デトックス）

プチ養生 **足裏マッサージ**（デトックスにおすすめ）

summer

20

熱中症

脱水予防には
おかゆに梅干し

おかゆと梅干しの組み合わせで、
糖分、塩分、水分が取れ、
胃にもやさしくいいことずくめ。

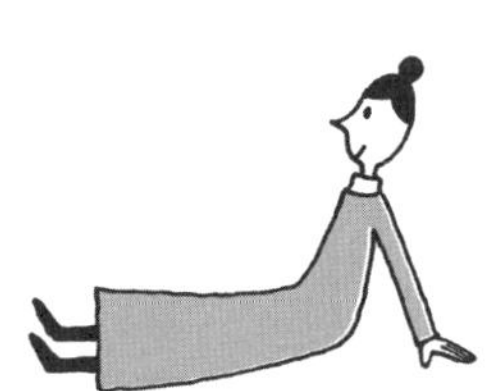

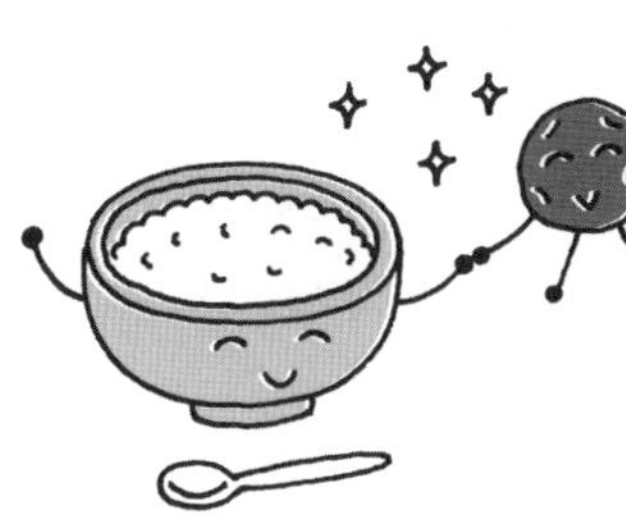

梅干しは、漢方では「水毒を断つ」といいます

むかしから「梅干しを朝食べると、その日一日の災難から逃れられる」といわれるほど体によく、旅人は梅干しを薬として携帯したといいます。梅干しは疲労回復に効果のあるクエン酸を多く含み、そのほか抗菌、汗を抑える収れん作用もあります。冷たいものの食べすぎで胃が疲れている夏には、消化のよいおかゆと梅干しが最高の組み合わせです。梅肉エキスもおすすめ。

食べもの 甘酒（脱水予防、滋養強壮）

プチ養生 自家製経口補水液をつくる（「水1リットル＋塩小さじ半分＋砂糖大さじ4・5」を合わせる）

21 summer

イライラ　動脈硬化　心筋梗塞

激しい感情は「心」を弱らせる

夏と関係が深い五臓（ごぞう）の「心（しん）」に熱がこもると、イライラしてキレやすくなることがあります。

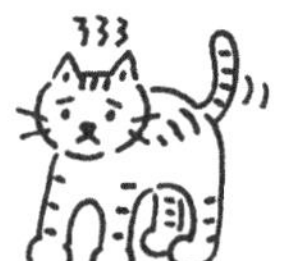

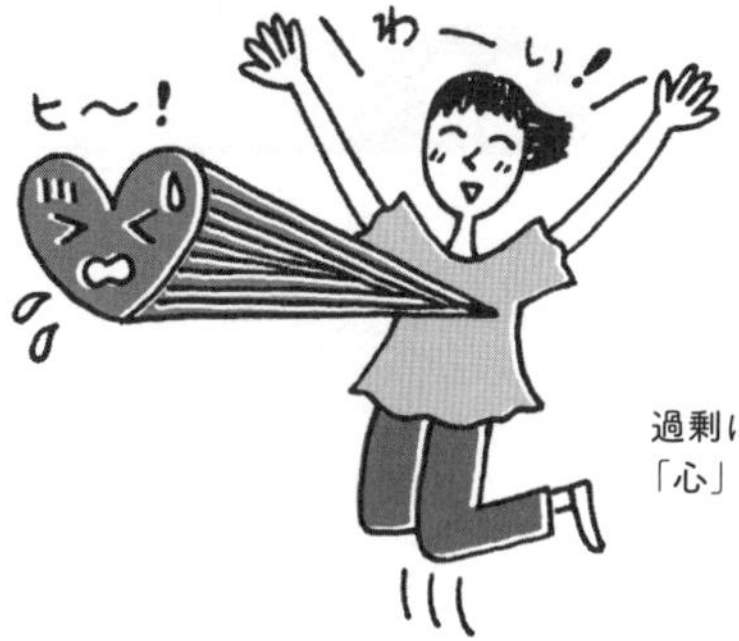

ヒ～！

わーい！

過剰に喜びすぎることも
「心」を傷めるもと！

夏になると、ささいなことでキレやすくなる人がいます。そんな人は「心」の機能が低下しているのかも。「心」は暑さや脱水に弱いのです。冷房の設定温度が高すぎないか、暴飲暴食で体に熱がこもっていないかなどをチェックして。また、意外なことに喜びすぎも禁物。大きな感情の起伏は、突発的で取り返しのつかない病気を引き起こすおそれがあるので注意を。

食べもの 卵（心を鎮める）

ツボ 神門（しんもん）（熱がこもって不眠気味のとき、ゆっくり押すと眠りにつきやすくなる）

22 summer

秋バテ

秋バテ予防には、胃腸を冷やさない

夏のうちから、次の季節の対策をしましょう。胃の負担になる体を冷やす食材はほどほどが大切！

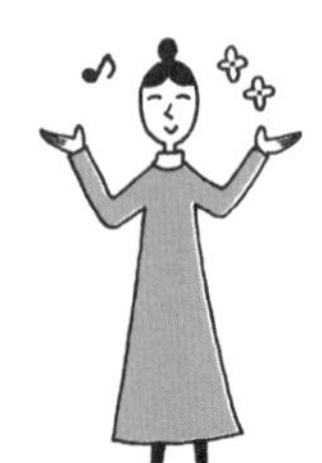

胃の負担になるものの例

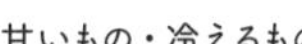
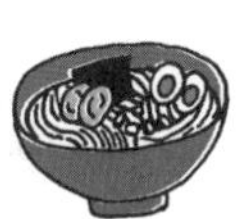
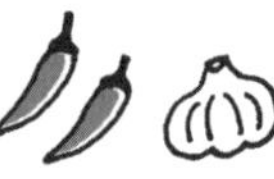

甘いもの・冷えるもの　　脂っこいもの　　刺激の強いもの

秋になって夏の疲れがどっと出て、体がだるかったり、食欲がなくなるなどの「秋バテ」で悩む人も多いよう。夏から秋への寒暖差の大きな時期を上手に乗り切るには、夏の間に胃腸を健やかにしておくことが大切です。体を冷やしたり、水をため込む性質のある甘いものには注意を。バナナなど南国のくだものは体を冷やす作用のあるものが多いので、食べすぎは禁物です。

食べもの 黒こしょう（胃腸をととのえる）

ツボ 水分（すいぶん）（その名のとおり水分代謝を調整し、夏に疲れた胃腸の働きを回復させる）

summer

23

恐い思いをすると「腎」を痛める

驚きと恐怖は、五臓（ごぞう）の「腎（じん）」を傷つけるとされています。夏の肝試し、ホラー映画に要注意！

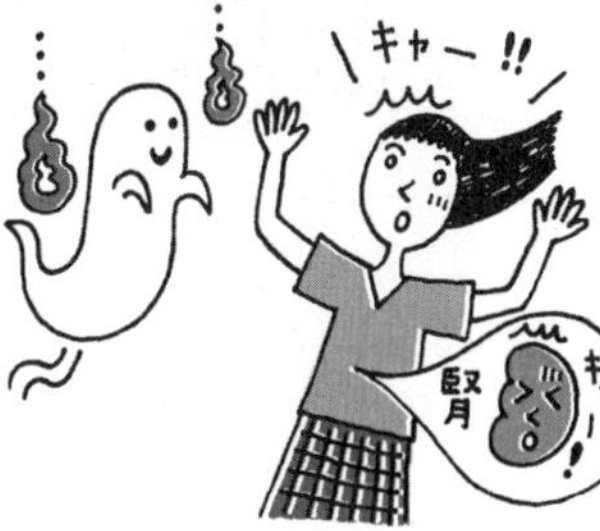

恐怖という感情は「腎」と連動しています。「腎」は生殖器、ホルモン系、中枢神経系などの生命エネルギーの貯蔵庫。恐怖や不安を感じることで、それらの機能が低下してしまいます。「腎」は髪の毛とも関係が深く、「一夜にして白髪になった」という表現があるほど。髪の健康にも影響するのです。恐い体験をしたら、体に血液が行き渡るように、まずは深呼吸をしましょう。

食べもの **黒豆**（冷えた腎を温める）

ツボ **太谿**（たいけい）（腎経という経絡にあるツボ。少しへこんで力がない場合はお灸がよい）

Part 5 秋の養生（8・9・10月）

秋を通して気をつけたいのは乾燥です。秋の乾燥した空気が「肺」に入って呼吸器系や肌に

秋と関係の深い五臓

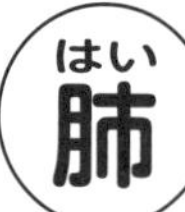

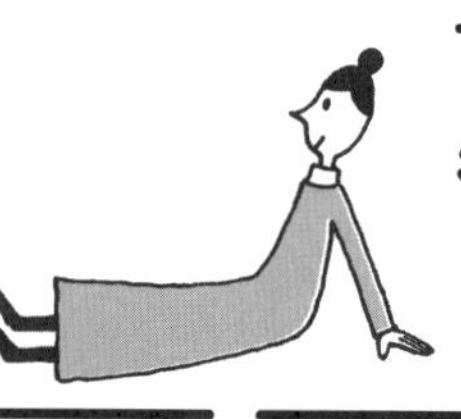

不調を起こします。秋は前半と後半で気候が変化するのもポイント。前半は、夏の名残でまだ暑く、朝夕と日中の寒暖差が激しいのが特徴。後半は冬に向けて寒さが本格的になってきます。気候に合わせた養生が必要です。また、年々暑さが長引くので、秋バテ対策もしっかりと！

秋に出やすい症状

- 秋バテ
- 呼吸器系のトラブル
- 鼻やのどの乾燥
- 肌トラブル
- 気持ちが沈む　など
- 五気（ごき）の「燥（そう）」の影響を受けやすい

Autumn

01

体調管理　秋バテ　ストレス

今までやってきたことを整理する、まとめる

秋は収穫のとき。
これまでの成果のまとめをしましょう。
新しいことを始めるのは、来年の春からに。

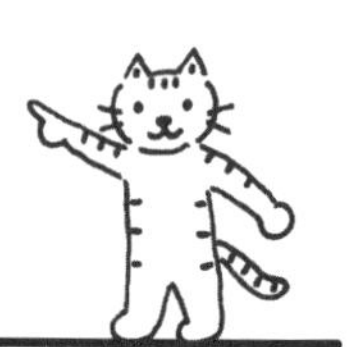

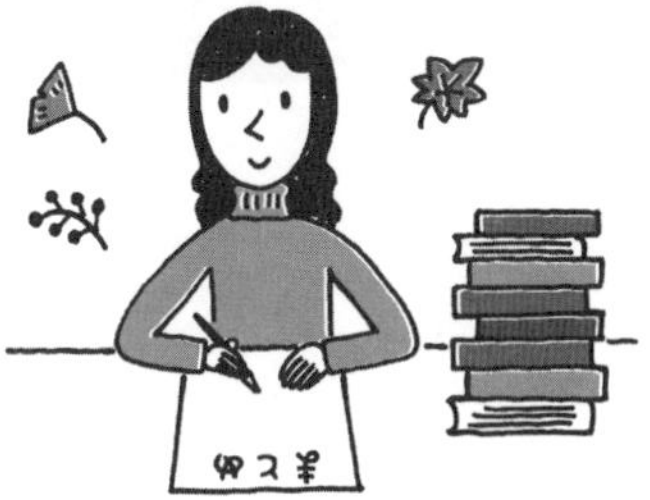

養生の基本は自然との調和。豊穣と収穫の秋は、今年ここまでしてきたことを整理したり、まとめ上げるのに向いている時季です。夏に高まった陽の気はじょじょに少なくなり、これから冬に向けて陰の気が高まっていきます。無理に新しいことを始めたり、予定外のことで気持ちをすり減らすのは秋バテのもと。エネルギーは来るべき冬のために蓄えておきましょう。

食べもの 干し柿（滋養強壮）

ツボ 中府（ちゅうふ）（肺経という経絡にあるツボ。気の流れをよくして元気になりたいとき、ゆっくり押す）

Autumn

02

胃腸の不調 | 秋バテ

食べすぎに気をつける

夏に酷使した胃腸を休めてあげてください。食欲の秋でも食べすぎは禁物です！

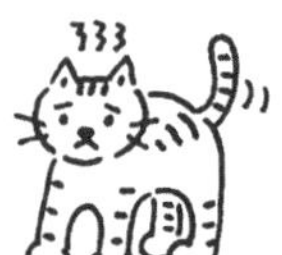

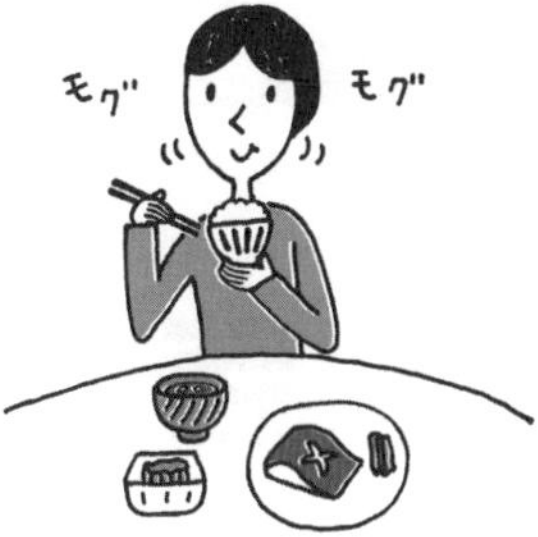

食事はよくかんで胃腸の負担を減らしましょう。ひと口目だけでも30回数えてかんでみて

秋の初めは、まだ胃腸が弱っています。夏に冷たいものを取りすぎて弱った胃腸は、すぐには元気になりません。暑さがやわらぎ、食欲が増してきても、おなかいっぱい食べずに腹八分目を心がけて。また、食べものはよくかんでゆっくり食べることで、胃腸の負担を減らすことができます。脂っこいものはひかえ、消化のよい温かいものを食べるようにしてください。

食べもの **みょうが**（胃腸をととのえる）

ツボ **陽陵泉**（ようりょうせん）（食欲が出すぎて胃酸過多のときに押すと、胃酸の分泌を抑えてくれる）

Autumn

03

体調管理 秋バテ 風邪

「芸術の秋」を楽しむ

夏を引きずって活発に行動していると、秋から冬にかけて、体調をくずすもとになります。

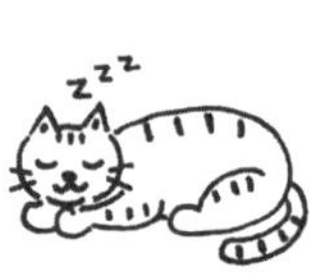

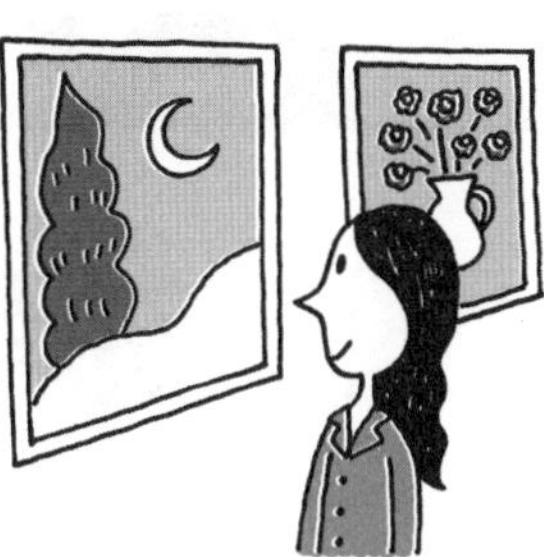

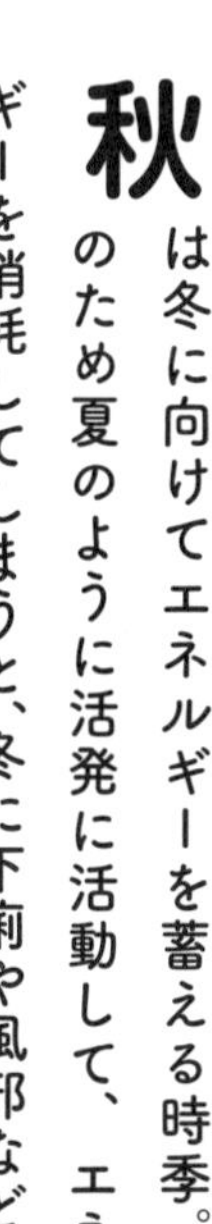

秋は冬に向けてエネルギーを蓄える時季。そのため夏のように活発に活動して、エネルギーを消耗してしまうと、冬に下痢や風邪など、さまざまな不調を招きやすくなります。秋から冬にかけての陰の季節は、動より静がキーワード。美術館に出かけたり、音楽を聴いたりと「芸術の秋」を満喫して。体を動かすなら、ヨガや軽いウォーキングなど、汗をあまりかかないものがおすすめ。

食べもの **山いも**（滋養強壮）

ツボ **気海**（きかい）（気分の落ち込み、冷えを防ぐためには、お灸やカイロで温めるのが効果的）

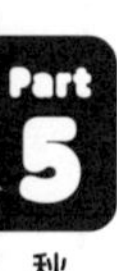

Autumn

04

気持ちが沈んでも気にしすぎない

秋はそれまで外に向いていた気持ちが内に向かう季節。多少、心が沈むのは、自然なことなのです。

養生

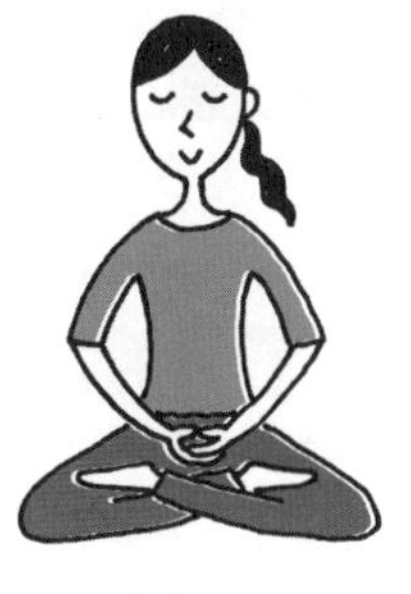

気持ちが沈みがちなときは、瞑想や坐禅を試してみましょう

秋は冬に向かって日が短くなってきます。陽の夏から陰に移り変わる影響を受けるので情緒不安定になったり、どこか物悲しい気分になることも多いかも。でもそれも自然の摂理。秋に不安定になりやすい五臓（ごぞう）の「肺」は悲しみの感情とかかわりが深いのです。自分の心と静かに向き合うのが秋のすごし方に合っています。ただし、落ち込む気持ちが大きすぎるようなら、無理せず専門家に相談を。

食べもの 栗（滋養強壮）

ツボ 膻中（だんちゅう）（あらゆる「気の病」に効くツボ。わけもなく悲しいときに、こぶしを当てたり、軽く押してみる）

Autumn

05

咳　鼻炎　肌トラブル　呼吸器系の不調

うるおいを保つために汗をかきすぎない

秋の養生のポイントは乾燥対策。体から水分を逃がさないようにしましょう。

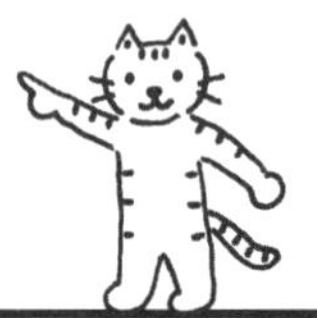

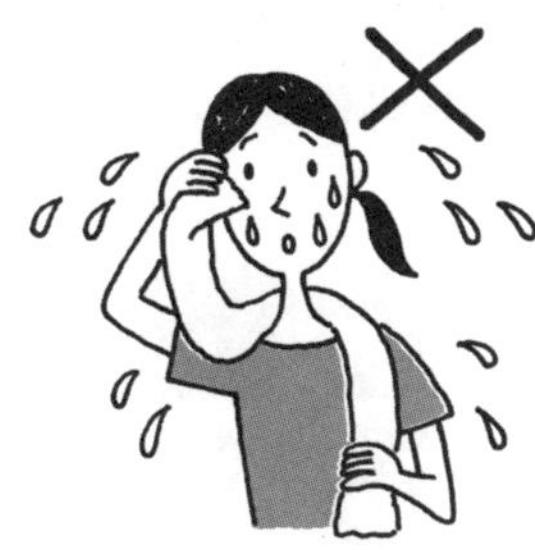

夏に汗をかいたので、そもそも秋は体のうるおいが不足気味。大量の汗をかかないようにして!

秋は気管支炎、喘息(ぜんそく)、のどの痛みといった呼吸器系や鼻炎など粘膜の不調が起こりやすい時季です。それらはすべて五臓(ごぞう)の「肺」のトラブル。乾燥した空気が「肺」に入って炎症を起こすためです。外からの乾燥対策も大切ですが、体のなかの水分が外にもれないようにすることもポイントに。サウナやホットヨガなど、大量に汗をかきそうなことは行わないようにしましょう。

食べもの 牡蠣(かき)(乾燥予防)

プチ養生 加湿器を早めに準備する(部屋や寝室の温湿度管理は乾燥や冷え予防に必須)

06 Autumn

乾燥にはとろみのあるものを

乾燥を嫌う「肺」を守るためには、とろみのある葛湯（くずゆ）やあんかけ料理がおすすめです。

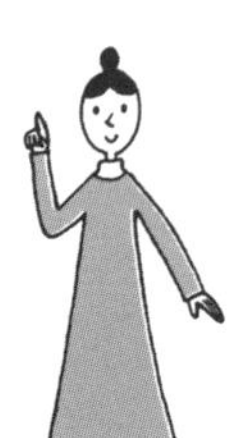

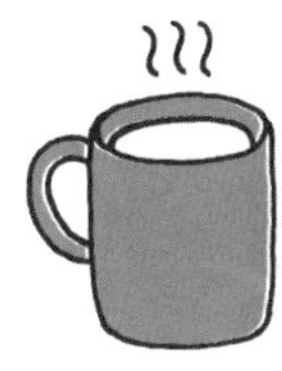

葛湯のほか片栗粉やゼラチンなどでとろみをつけたあんかけも、保温やうるおい効果があります

風邪のひき始めに飲むことのある漢方薬「葛根湯（かっこんとう）」には葛の根が入っています。葛は体をうるおす効果があるのです。葛湯のとろみは、のどの粘膜を守ってくれるので、乾燥や風邪予防にぴったりな飲みもの。葛粉は少量の水で溶かして、しっかり伸ばしたあとに加熱します。十分火が通って透明になったらできあがり。味はないので、お好みでゆずの皮、しょうがなどを足せば飲みやすいでしょう。あんかけにするのもおすすめ。

食べもの 温めた牛乳（乾燥予防）

ツボ 肩井（けんせい）（肩の緊張がほぐれて血行がよくなる）

08 Autumn

乾燥　肌トラブル　呼吸器系の不調

白い食べものは「肺」をうるおす

乾燥で弱った「肺」を助けるのは、
白い色の食べもの。
秋は積極的に取りましょう。
呼吸器系の不調の予防になります。

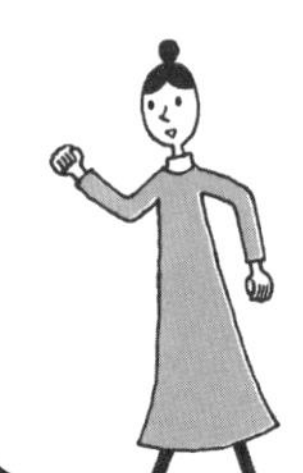

白キクラゲ　白ごま　ぎんなん

ゆり根

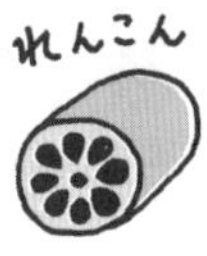

はちみつ

白キクラゲは中華食材のお店で購入できます。やわらかく煮くずしたほうが乾燥予防に効果を発揮します

漢方では、白い食材は五臓（ごぞう）の「肺」を補ってくれるとされます。白い食材とは、白ごま、白キクラゲ、ぎんなん、れんこん、ゆり根、はちみつなど。精製されたものではなく、自然に白いものです。とくに白キクラゲは、中国では「銀耳（ぎんじ）」とよばれ、楊貴妃（ようきひ）や西太后（せいたいごう）も食べていたとか。「肺」は肌にも影響するので、「肺」が弱ると肌の調子も悪くなります。白い食べものはアンチエイジングにも効果的とされています。

食べもの　**秋の食材を入れたおかゆ**（乾燥、冷え予防）

ツボ　**太淵（たいえん）**（肺経という経絡の重要なツボで、咳、痰、のどの症状があるときにゆっくり軽く押す）

09 Autumn

口内炎　胃腸の不調　風邪

大根おろしで胃腸の熱を冷ます

生の大根には消炎効果があります。
口内炎に悩まされたら、
大根おろしがおすすめです。

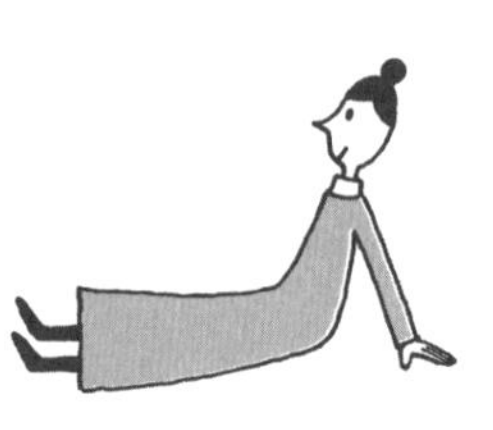

大根の輪切り1cm分くらいをおろすのが適量です

漢方では、口内炎は胃にこもった過剰な熱が原因でできると考えられています。胃を疲れさせるような、刺激物や脂っこいもの、アルコールの取りすぎには気をつけて。大根は粘膜を丈夫にし、胃もたれ、風邪の予防にも効果があります。ただし、消化酵素や抗炎症作用のある辛味成分は熱に弱いので、生で食べるのがいちばんのおすすめです。

食べもの **なす**（口内炎）

ツボ **口内点**（こうないてん）（口内炎の治りが早くなる。強めに押すか、円皮鍼（えんぴしん）＝貼るタイプの鍼を貼る）

10 Autumn

乾燥　血行不良　肌トラブル

栄養豊富な旬の青魚を食べよう

秋は血液サラサラ作用のある青魚が旬。魚の良質な脂が血行をよくし、全身を乾燥から守ってくれます。

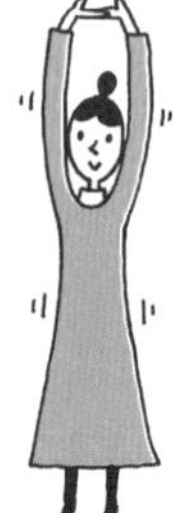

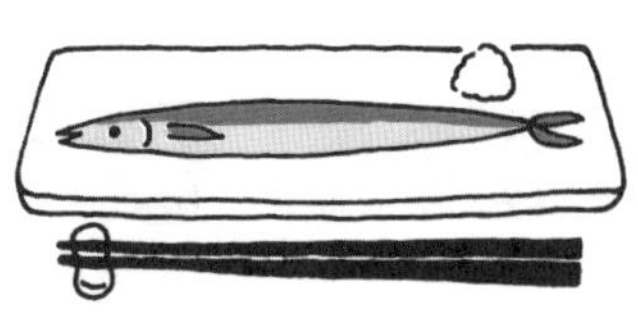

さんま、さばなどの青魚はオメガ3脂肪酸のDHAやEPAが豊富で、血液をサラサラにする「活血作用」があります。さらに鉄やタウリン、ビタミン類を豊富に含み、栄養価は高いのに糖質は低く、美肌にも最高の食材です。記憶力を向上させ脳を活性化する作用もあります。水煮缶でも栄養は損なわれないので、料理が面倒なときや非常食用にストックしておきましょう。

食べもの **いわし**（秋の土用は「い」のつく青いものを食べるとよいといわれる）

ツボ **手三里**（脳の血流をよくして頭をスッキリさせる。肩こり、歯の痛みに効き、リラックス効果もある）

11 Autumn

乾燥 咳 便秘

乾燥を招く刺激物はひかえめに

唐辛子、にんにくなどの辛味は取りすぎると乾燥を招きます。秋はうるおい不足になりがちなので、辛味を取りすぎないこと。

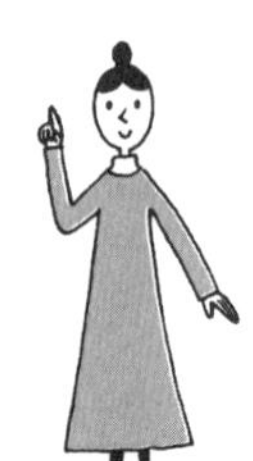

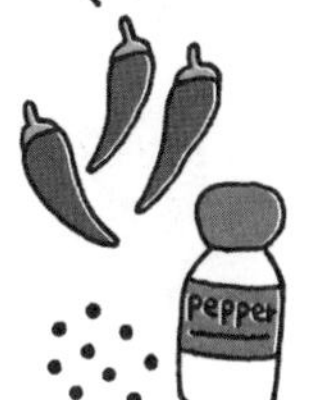

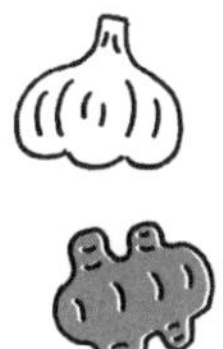

五味（酸・苦・甘・辛・鹹）のなかで、辛味のあるもの。たとえば唐辛子、こしょう、しょうがなどの薬味や香辛料に使われる食べものは、気や血の流れをよくし、体を温める効果があるのですが、食べすぎると体の水分も飛んでしまいます。口が乾く、眼が充血する、咳、便秘など、乾燥による体調不良を感じているときにはひかえましょう。

食べもの さんま（うるおいの補充）

ツボ 孔最（咳が止まらないとき、少し強めに押す。痔にもよいツボ）

Autumn

12

デリケートゾーンの乾燥には「紫雲膏」

漢方軟膏「紫雲膏（しうんこう）」は
膣や肛門にもぬることができる
女性の強い味方です。

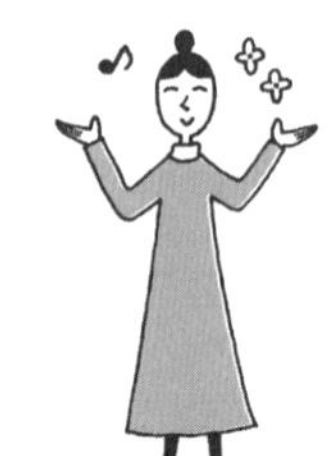

リップクリーム、かかとのひび割れにもおすすめ。色が濃いので衣服などにつかないよう注意を

江戸時代に外科医・華岡青洲によって創薬された「紫雲膏」は漢方のオロナイン®とよばれる万能薬。全身の皮膚の乾燥を防ぎ、皮膚を再生する働きがあります。目玉以外はどこにでもぬれます。ドライバジャイナ（膣の乾燥）には、指にぬって膣周辺から内部までぬり込んでください。肛門周辺にぬれば、切れ痔や乾燥性便秘の予防にもなります。

食べもの ラード（紫雲膏にも入っている。炒めもので利用するのがおすすめ。粘膜を保護してくれる）

ツボ 百会（切れ痔、いぼ痔には気持ちよい強さで押す。自律神経の調整にも効果的）

13 Autumn

便秘 乾燥

コロコロ便秘にはナッツがおすすめ

秋の乾燥で水分不足になると、便も乾燥して便秘がちに。うさぎのフンのように便がコロコロなら要注意！

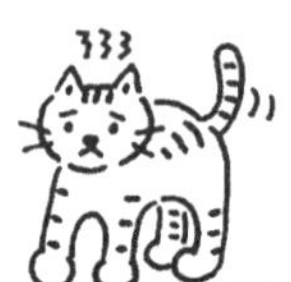

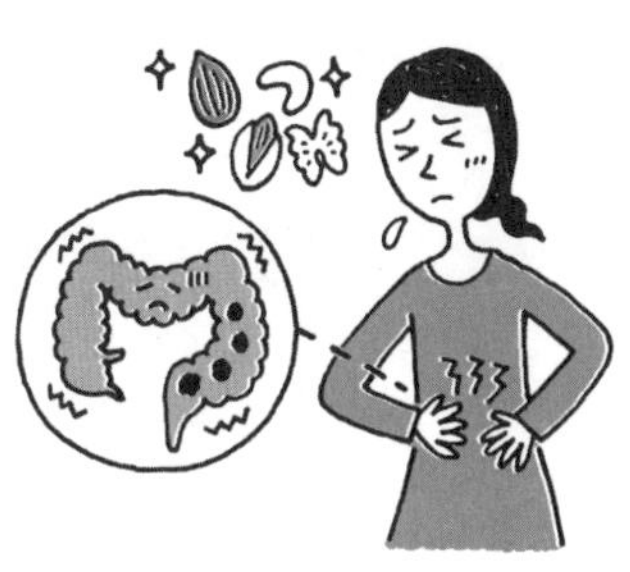

乾燥で体内が水分不足になると、便秘になりやすくなります。水や食べものから水分を補給しましょう。食べものなら、ナッツ類や松の実、クコの実などの種実類を積極的に取り入れましょう。種実類は食物繊維が豊富なうえ、便をやわらかくする脂肪も豊富です。そのほかオリーブ油、エゴマ油、アマニ油などの良質な油を料理に使うのも便秘予防に。

食べもの オートミール（便秘改善）

ツボ 八髎穴（はちりょうけつ）（便秘に効果のあるツボ。便座に座って、上下にやさしくこする。オイルを使うのもおすすめ）

14 Autumn

咳 痰 乾燥

甘味と酸味を併せもつフルーツでうるおす

乾燥気味なら梨、ぶどうなど、
秋が旬のフルーツを食べましょう。

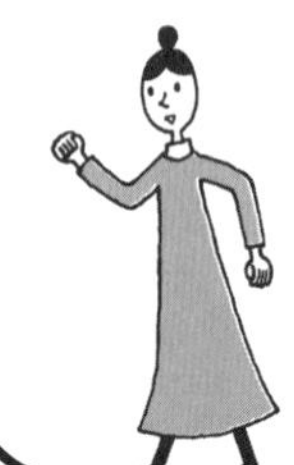

梨は、煮詰めて梨ジャムにしたものをお湯で割って飲むと冷えと乾燥に◎

体液の不足（陰虚）を補うには、甘ずっぱいものを取るとよいという意味の「酸甘化陰」という言葉があります。乾燥にはぶどう、桃など、甘ずっぱいくだものを少しずつ食べるのが効果的です。とくに梨は薬効が高く、生で食べれば体を冷やしてうるおし、加熱したものは温めてうるおす効能があります。冷えが気になる人は煮詰めてジャムにしたものをお湯で割って飲んだり、コンポートにしてあつあつのまま食べるのがおすすめ。

食べもの キウイフルーツ（美肌効果）

ツボ 尺沢（肺をうるおす）

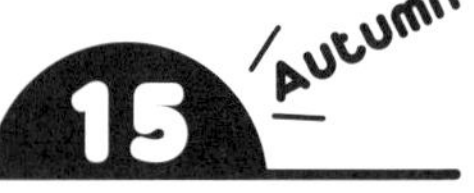

乾燥　肌トラブル

秋の脱毛はなるべくさける

皮膚への刺激になる脱毛にはご用心！
「肺」と皮膚の関係は深いので、
皮膚を傷つけると「肺」も弱ります。

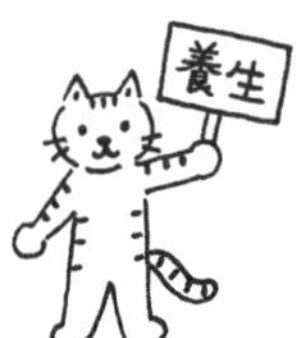

脱毛や除毛をしたあとは、保湿クリームなどでお肌のケアをしっかりと

秋は五臓（ごぞう）の「肺」が弱りやすい季節なので、ほかの時季より、肌ケアに敏感になる必要があります。できれば、秋から冬の脱毛はさけたほうがよいでしょう。自宅での脱毛や除毛は肌を痛めないように注意して、脱毛後はしっかりと保湿しましょう。漢方の古典ではとくに鼻毛を抜くことを戒（いまし）めています。鼻毛はハサミでカットがおすすめ！

食べもの **ゆり根**（肺をうるおす）

ツボ **魚際**（ぎょさい）（呼吸器の機能を正常にして咳を止めるツボ。少し力が入る程度に、ぐーっとやさしく押す）

Autumn

16

情緒不安定

秋の気を利用して、整理整頓

秋のピリリと冷たい空気が、
草木をじょじょに枯らしていきます。
そんな秋の気配を生活に
上手に取り込みましょう。

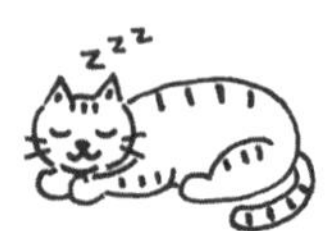

自分に厳しくするのもNG！　不要なものを捨てて、発散を

古代中国では、刑罰は春や夏ではなく、秋になって行われたそう。秋の気に人間も同調して、何ごとも白黒はっきりさせよう、今まで迷っていたことに決着をつけようという気分が高まるのです。その気持ちを他人に向けると人間関係の悪化につながるかもしれないので、部屋の整理整頓に向けてみてはいかがでしょう。決断力の高まる秋は、要不要の仕分けにぴったりな時季です。

食べもの　はちみつ（うるおす、消化不良、解毒）

ツボ　風府（ふうふ）（パソコンなどによる脳の疲れや、わけもなくわき上がる悲しみを解消）

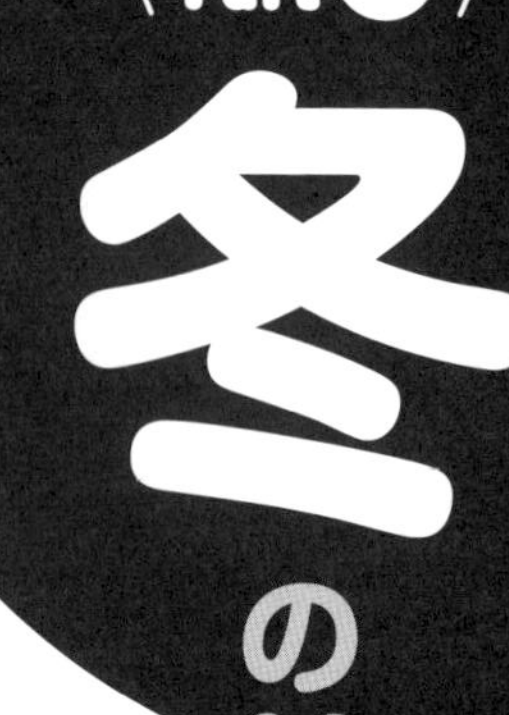

Part 6 冬の養生（11・12・1月）

冬の養生で心がけたいのが寒さによる冷え対策。「冷えは万病のもと」といわれ

冬と関係の深い五臓

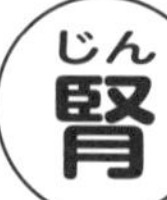

腎（じん）

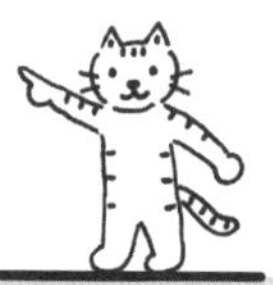

るとおり、さまざまな体調不良の原因になります。体を温めるものを食べたり、脚やおなかを温めたりと、体の内側と外側からのセットで冷え対策を。また、春に向けてエネルギーを消耗しないことも冬の養生のテーマです。

冬に出やすい症状

- 冷え性
- 風邪
- 腰痛
- 肩こり
- うつ　など
- 五気(ごき)の「寒(かん)」の影響を受けやすい

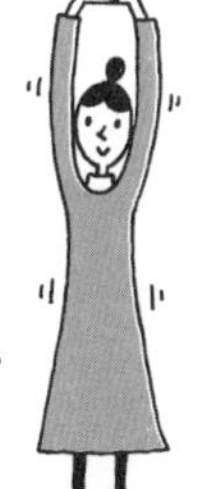

Winter

01

体調管理　冷え　風邪　元気が出ない

新しいことを始めるのは春になってから

冬は冬眠のとき。エネルギーを内に向けて、次の季節に備えましょう。春に向けて楽しい計画を立てるのにもよいときです。

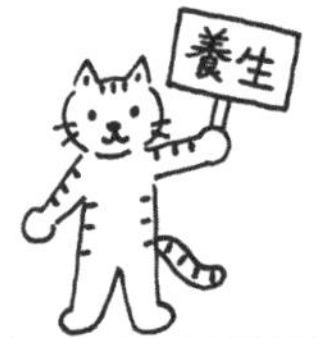

自然界の動植物は冬眠して活動をお休みします。人間も同じ。冬は、春に向けての準備期間。エネルギーを蓄えつつ、消費は少なめにして春に備えましょう。体にエネルギーをしっかり蓄えておかないと、冬の寒さに負けて風邪をひいたり、春になって気力がわかなかったり、花粉症やアレルギーなどの症状が出るかもしれないので、気をつけて！

食べもの **牛肉**（栄養を蓄える）

ツボ **大椎**（だいつい）（冷えたなと感じた日は、熱めのシャワーを30秒程度ここに当ててから入浴を）

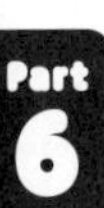

Winter

02

体調管理

冬は日がのぼってから起きる

冬は陰の気を取り込むために、十分な睡眠時間が必要です。早寝早起きが漢方の基本ですが、冬だけは少し寝坊しても大丈夫。

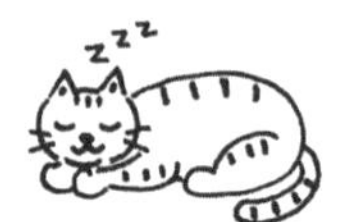

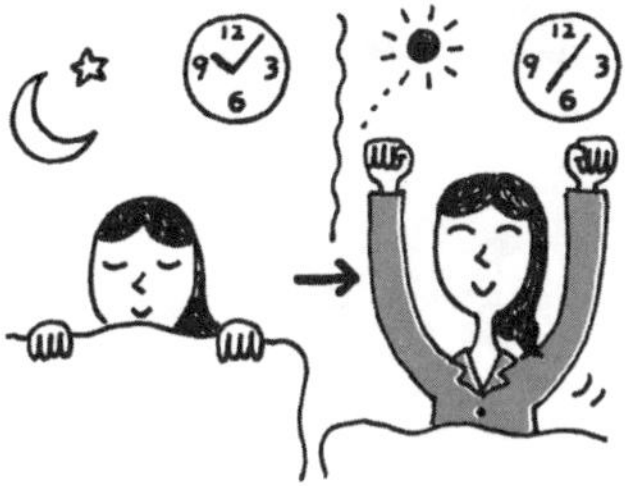

冬はたっぷり睡眠を
取りましょう

中国の医学書の古典『黄帝内経（こうていだいけい）』では、冬は「夜は早く寝て、朝は太陽がのぼってから起き出すのがよい」とあります。秋・冬は陰の季節です。たっぷり睡眠を取ることで陰の気を取り込んで、昼間の疲れを癒しましょう。仕事の関係で早起きしなければいけないという人は、早く寝て睡眠時間を十分確保して、朝はしっかり防寒してから活動するようにしましょう。

食べもの **味噌**（腸内環境をととのえる）

ツボ **失眠（しつみん）**（眠りを深くして、足の冷えやひざの痛みにもよいツボ。お灸がおすすめ）

03 Winter

体調管理　アンチエイジング　婦人科系疾患

「腎」の働きを助ける黒い食べものを食べる

冬は「腎(じん)」の働きを助ける養生がポイントに。「腎」を助けるのは黒い食べものです。

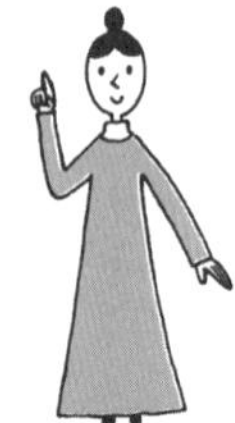

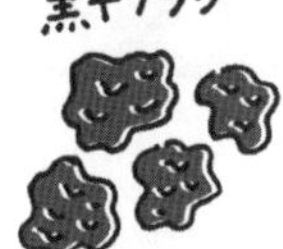

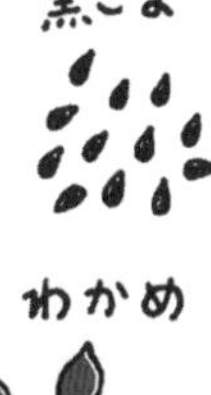

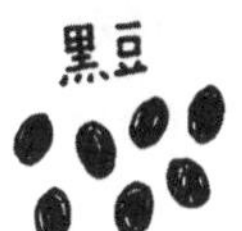

冬と関係が深い五臓は「腎」。「腎」は成長、成熟、老化などにかかわる生命エネルギーの貯蔵装置のような役割があるので、働きが低下すると体のあらゆる部分の老化が進みます。骨粗鬆症、頻尿や尿もれ、もの忘れなどの兆しを感じたら、「腎」が衰えてきているのかもしれません。腎の働きを助ける、黒ごま、黒キクラゲ、海藻類などの黒い食材を食事に取り入れてみて。

食べもの **焼きのり**（腎を補う）

ツボ **太谿**（腎経という経絡にあるツボ。老化現象全般に）

04 Winter

冷え　婦人科系疾患

冷え予防には脚のマッサージ

足の指からすねにかけてマッサージをして、冷えを予防しましょう。更年期の症状の改善にもなります。

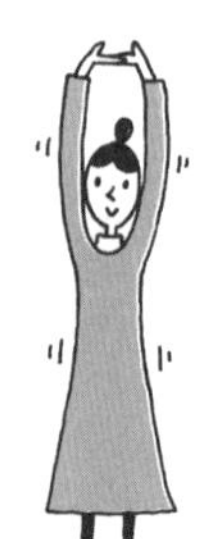

脚のマッサージ

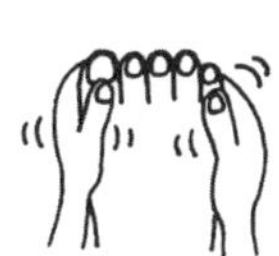

①
爪のきわを意識して足の指をもむ

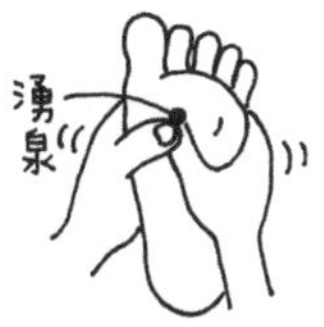

②
冷えに効果のある「湧泉」のツボを中心に足の裏をもむ

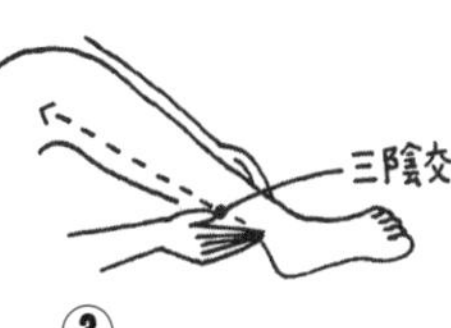

③
脚の外側と内側を下から上へもみほぐす。「三陰交」もしっかり押しながら

第2の心臓といわれるふくらはぎを中心に脚をマッサージすると血流がよくなり、足もとからくる冷えに有効です。足の指から、足裏、ふくらはぎにかけてをマッサージするとよいでしょう。足裏には冷えや婦人科系疾患に効果のあるツボ「湧泉」、足首には「三陰交」もあります。

食べもの 長ねぎ（冷え）

ツボ 八風（足の冷えに即効性がある。親指と人差し指ではさんで強めに押すのがおすすめ）

05 Winter

うつ　元気が出ない　疲れやすい

冬の気分の落ち込みには、胃腸をととのえて

エネルギーの源である「気」は胃でつくられています。胃を労(いた)わりましょう。体の冷えや、水分の取りすぎ、食べすぎをしていないかチェックを。

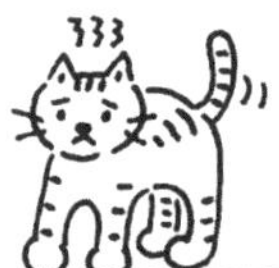

漢方では、胃は食べものを消化するだけではなく、生きるために必要なエネルギーである「気」をつくり出すと考えられています。冬は体がエネルギー不足（気虚）になりがち。日照時間が短く、寒さも厳しいため、体内に十分気を取り込むことができないのです。元気が出ない、うつっぽい、疲れやすいなどの症状があったら、まずは胃腸の調子をととのえましょう。

食べもの **大根**（胃腸をととのえる）

ツボ **中脘**（胃腸の調子が悪いときはこのツボを中心に、おなかを手のひらやカイロなどで温める）

06 winter

胃腸の不調　風邪　咳

みかんの皮は捨てずに活用する

みかんの皮は「陳皮（ちんぴ）」という名の立派な生薬です。
胃腸をととのえたり、咳を止める効果があります。
自家製「陳皮」をつくってみませんか。

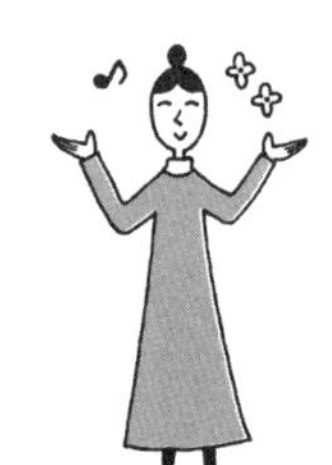

陳皮茶の入れ方

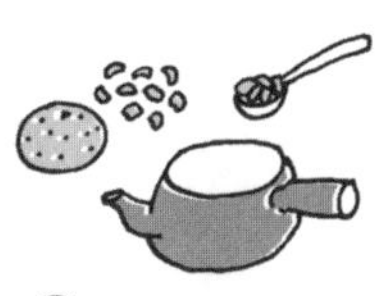

①
急須にミキサーなどで細かくした陳皮を小さじ1杯入れる

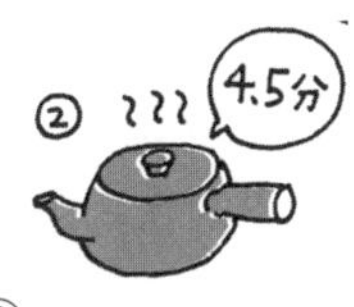

②
熱湯を入れて、4、5分蒸らす

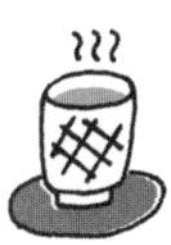

③
湯飲みに入れて、甘味が足りないときはお好みで砂糖を入れる

「陳皮」は、みかんの皮を小さめにちぎって1週間ほど陰干しして、よく乾かしたらできあがり。市販のみかんにはワックスがついていることもあるので、無農薬のものを使うのがおすすめ。陳皮茶にして飲んだり、お風呂に入浴剤代わりに入れれば、さわやかな香りがしてリラックス効果も！

食べもの

しょうが（胃腸を温める）

プチ養生

白湯（さゆ）を飲む（食前30分に、薄くスライスしたしょうがを入れた白湯を飲むと、胃腸の機能が高まり冷えも解消される）

07 Winter

冷え 乾燥 風邪

冬の暖房はこたつ、湯たんぽ、足湯がおすすめ

暖かい空気は上にいきやすく、足もとは冷えたままのことがあります。足もとを中心に温めましょう。

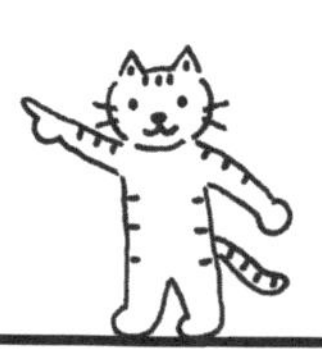

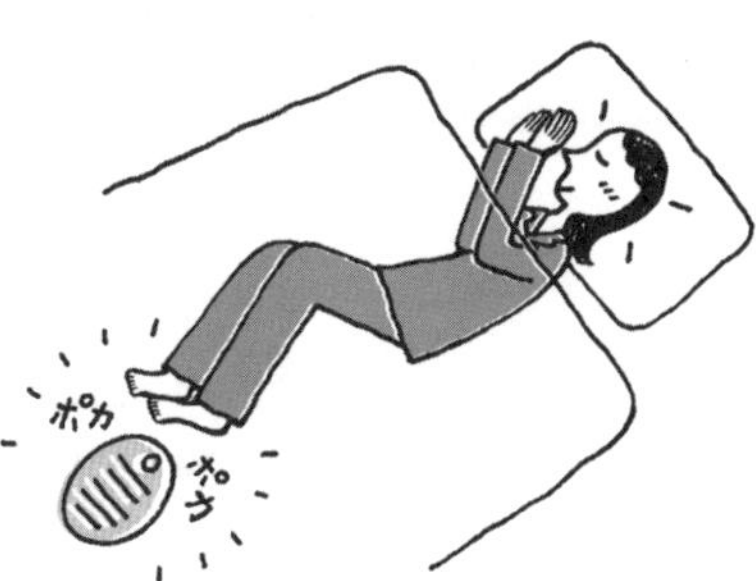

心臓に近い上半身と足の体温差は、6度前後ともいわれます。足は体感以上に冷えています。エアコンだけでは、なかなか足先まで温まりません。こたつやフットウォーマー、足湯などで足を直接温めましょう。寝るときは湯たんぽがおすすめ。電気毛布に比べて、湯たんぽの熱は湿気を含んでいるからです。電気毛布は布団を温めるために使い、寝るときには消しましょう。

食べもの　**えび**（手足の冷え予防）

プチ養生　**足湯、フットウォーマーを活用**（足首まで温まるタイプのものがおすすめ）

08 Winter

膀胱炎　むくみ　頻尿　冷え

腹巻きをしておなかを温める

「腎（じん）」を冷やさないように、毛糸のパンツや腹巻きで防寒しましょう。泌尿器系のトラブル予防にもなります。

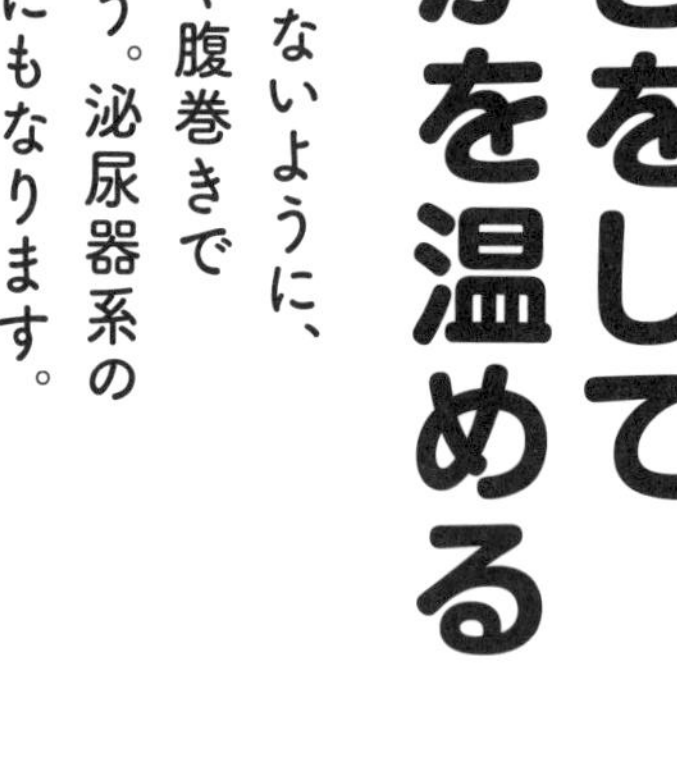

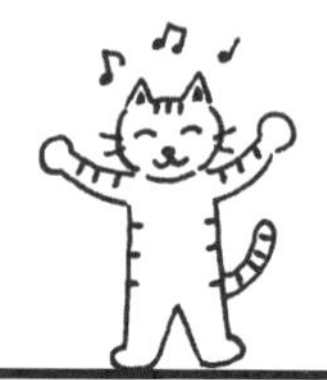

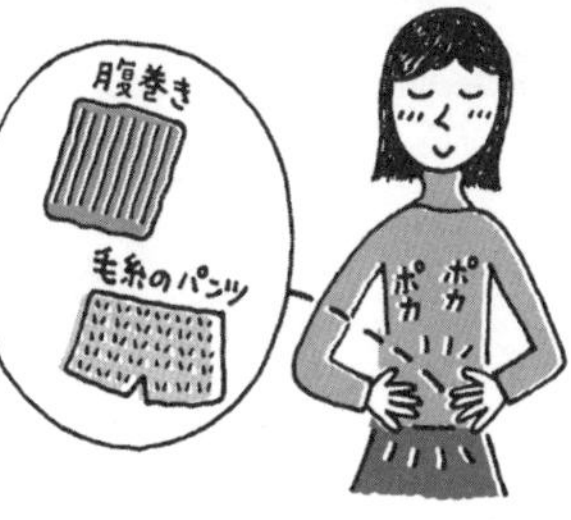

最近の腹巻きや毛糸のパンツは、薄手でアウターに響かないものもあります

冬は五臓(ごぞう)の「腎」の季節。「腎は水を司る」といい、体に必要な水分を必要な場所に送ったり、不要な水分を膀胱(ぼうこう)へ送って尿として排泄させる働きがあります。「腎」の働きが悪くなると、むくみ、頻尿、排尿困難などの泌尿器系のトラブルが起こりやすくなります。「腎」を冷やさないように、腹巻きや毛糸のパンツでおなかをしっかり温めましょう。

食べもの **羊肉**(体を温める)

ツボ **会陰(えいん)**(お湯を入れたペットボトルを股(また)にはさむと会陰に当たり、骨盤内が温まる)

09 Winter

冷え　血行不良　運動不足

冷え予防のために筋肉をつける

冷えが起こるのは筋力不足も原因。
年齢とともに筋力が落ちると
冷えやすい体になります。
筋肉をつけて熱をつくり出す
体をめざしましょう！

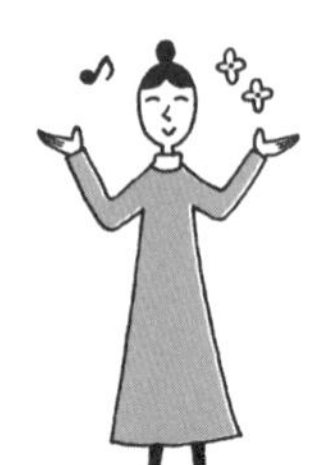

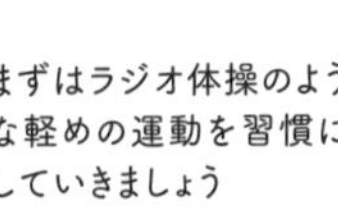

まずはラジオ体操のような軽めの運動を習慣にしていきましょう

筋肉は熱を産生したり蓄えたりする役割があるため、運動不足などで筋力が落ちると、冷えも起こりやすくなります。1日に必要な熱量の約6割を筋肉がつくっているといいます。冷えを防ぐための保温も重要ですが、長い目で見ると、筋肉をつけて冷えにくい体をつくることが大切。軽めの運動や、ウォーキングなどを習慣にして、筋肉量を減らさないようにしましょう。

食べもの 鶏肉（筋肉をつくる）

ツボ 陽陵泉（ようりょうせん）（筋肉のトラブルを解消して、足がつるのを予防する）

10 Winter

免疫力低下 風邪 冷え 元気が出ない

風邪予防にツボにお灸する

免疫力をアップして風邪を予防する「足三里（あしさんり）」「湧泉（ゆうせん）」のツボには、熱の刺激で効果が高まるお灸がおすすめ。

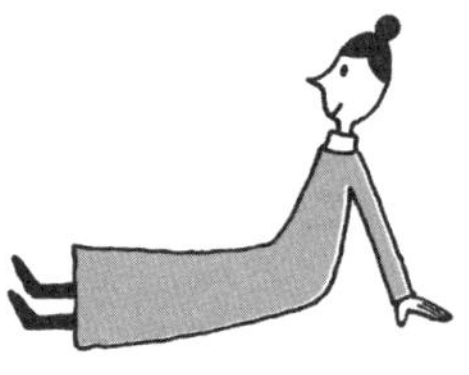

台座式のお灸なら肌に火がふれないので初心者でも安心

足三里

湧泉

お灸は奈良時代に中国から日本に伝わり、独自の発展をとげた伝統医学。江戸時代以降、庶民にも広まりました。熱の刺激にもぐさの薬効が加わるので、冷えや血行不良など、さまざまな症状に高い効果が期待できます。無煙タイプ、低温タイプなど、初めてでも手軽に始められるものもあります。元気の出るツボ、ひざ近くの「足三里」、冷えに効果のある足裏の「湧泉」にお灸をしてみましょう。風邪の予防に効果を発揮してくれます。

食べもの **長ねぎ**（風邪予防）

ツボ **合谷**（ごうこく）（風邪、肩こり、頭痛）

11 winter

冷え　風邪

冬は鍋で体のなかから温める

寒いときに食べたいのが冬の野菜。生食はさけ、ゆでたり、焼いたり、煮たりと火を通すようにしましょう。鍋物ならスープもいっしょにいただけて、栄養たっぷり！

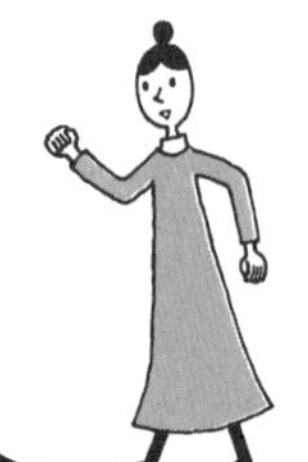

鍋に自家製ゆずポン酢がおすすめ。ゆずのしぼり汁とだし醤油を1：1の割合で合わせます。冷蔵庫で2週間程度保存できます

冬はとにかく体を温めてくれる食べものを取るようにしましょう。とくに体を温める作用のある長ねぎなどの冬野菜、魚や肉、根菜類を積極的に取りましょう。体を冷やす食材もお鍋にして食べれば温まります。残ったスープでおじやをつくって食べれば、野菜の栄養を残さずにいただけます。

食べもの **ゆず**（胃の働きをよくする）

プチ養生 **干したり加熱したりした食材を取る**（温める性質が増す。たとえば、「大根おろし→煮物→切り干し大根」の順で体を温める効果がアップする）

12 Winter

体調管理　疲労　元気が出ない

夜の時間の活動をほどほどに

冬は気を消耗しない生活を心がけましょう。夜はリラックスする時間にあてて、早寝を。

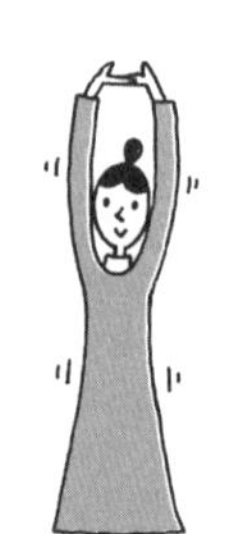

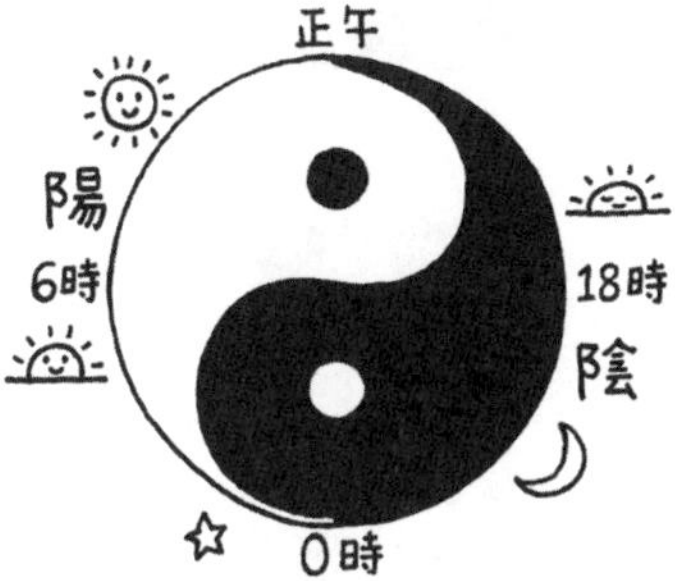

正午
陽
6時
18時
陰
0時

漢方では、人も自然界の陰陽に合わせて活動することをすすめています

陰陽に合わせた生活とは、陰の時間に「休養する」、陽の時間に「活動する」ということ。午後11時から午前3時くらいの間が、陰がもっとも満ちる時間。夜10時台には横になって、11時には深い眠りについているのが理想です。冬は、陰の時間が長いので夜ふかしはほどほどに。夜はなるべく、心おだやかに、リラックスする時間にあてましょう。

食べもの うなぎ（元気が出る）

プチ養生 夜のパソコン、スマホをひかえる（夜のスマホはコーヒー5杯分の覚醒作用があるといわれる。枕元にも置かないようにする）

13 Winter

飲酒 二日酔い

お酒は寝る3時間前には飲み終える

女性は更年期以降、「肝(かん)」の働きが弱くなります。
「肝」の負担になる飲酒は
できれば卒業するのが理想。
とくに寝る前の飲酒は×。

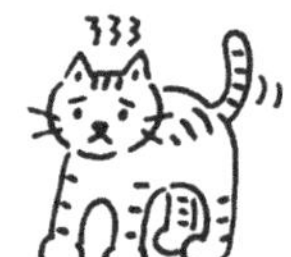

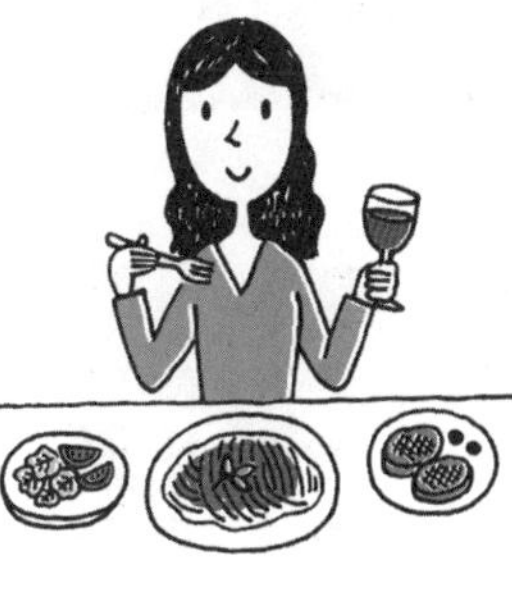

飲みすぎをさけるには空腹時をさけ、食事といっしょか、食事のあとに飲みましょう

更年期以降の女性はコレステロール値の上昇や骨粗鬆症（こつそしょうしょう）、肥満を防ぐために、「肝」の負担を減らすことが大切。飲酒をすると「肝」はお酒の解毒に手いっぱいになり、老廃物の処理や体を回復させる本来の作業ができません。そのため飲酒した翌朝は疲れが残ってしまうのです。頻繁な飲酒は卒業して、お酒はたまにの楽しみに。飲むときは就寝3時間前に飲み終えているようにしましょう。

食べもの　しじみ（お酒の解毒）

ツボ　期門（きもん）（二日酔いのときにはカイロで温める。飲む前に指で押すのも効果的）

14 Winter

腰痛　ひざ痛　冷え

腰痛にはひざから下を温める

腰が痛いときは、足をさわってみましょう。冷えているなら、「三陰交（さんいんこう）」のツボを温めると、腰痛がやわらぎます。

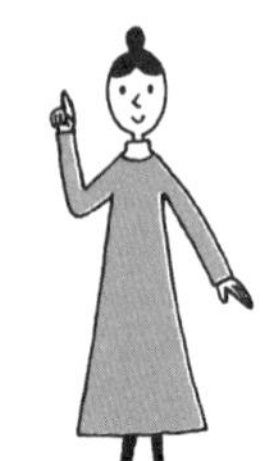

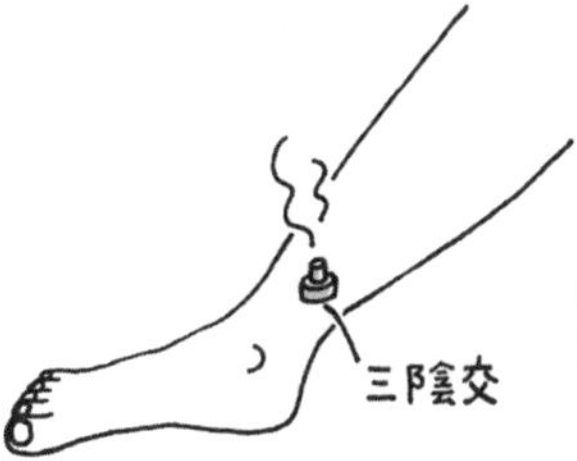

お灸やカイロなどで
「三陰交」を温めて

三陰交

腰痛の原因は運動不足や体重増加、加齢などさまざまですが、冷えによって悪化する場合が多く見られます。とくに足もとの冷えに注意。腰痛のときは足が冷えていることが多いのです。血液は足から心臓に戻るまでに腰の付近を通るので、足が冷えれば、腰も冷えて、腰痛が悪化することに。腰痛のときは「三陰交」など冷えに効くツボにお灸したり、カイロを当てて温めましょう。

食べもの　**ゼラチン入りのスープ**（関節液をつくる）

プチ養生　**家事での冷え対策**（台所に立っていて、冷えからひざや腰が痛くなるときは、床にマットを敷いて）

15 Winter

アンチエイジング 風邪

冬の滋養には、骨つき肉がおすすめ

肉の骨のゼラチン質は、加齢とともに不足しがちなうるおいや、生命エネルギーを補う作用にすぐれています。

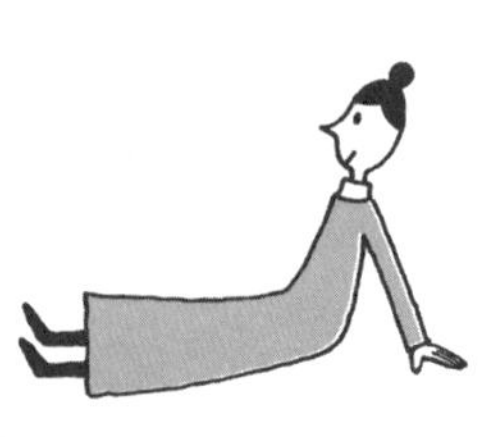

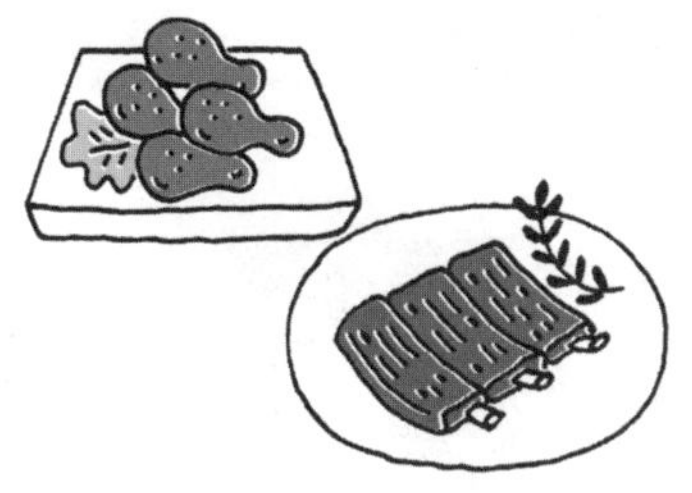

骨についたゼラチンが「腎」を補ってくれます。漢方の生薬には、「阿膠（あきょう）」というラバの皮を煮込んでつくるゼラチンがあります

「腎（じん）」については P178でもふれましたが、「腎は精（せい）を蔵（ぞう）す」ともいわれ、漢方では人の若さの鍵は「腎」にあると考えられています。「腎」が衰えると、白髪やしわ、肌荒れなど美容にかかわることだけでなく、認知症などにも影響が出るとされています。「腎」のエネルギーチャージには、体を温めてくれて栄養たっぷりのスペアリブ、手羽元などの骨つき肉がおすすめです。

食べもの スッポン（腎の働きを高める）

ツボ 湧泉（ゆうせん）（腎の精をチャージしてくれる腎経という経絡のツボ。冷えが強いときは靴用のカイロで温める）

Winter

16

ヒートショック　冷え　お風呂の入り方

冬でもお風呂の長湯は禁物

体が冷えるからといって、冬場の長湯は禁物！
ヒートショックにも気をつけましょう。

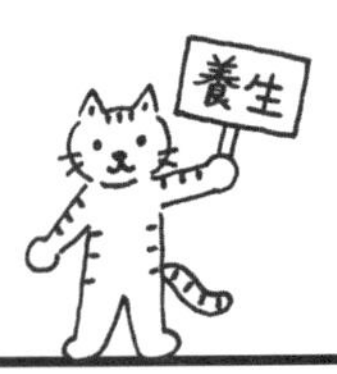

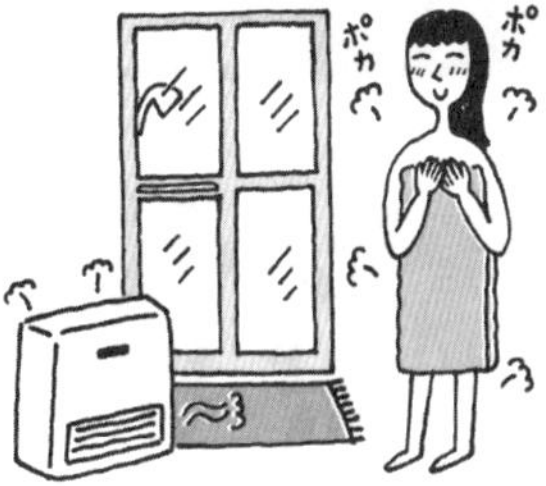

入浴後に汗が引かない、冷たいものを飲みたくなるというのはお湯が熱すぎるサイン

寒いからといってお風呂のお湯を熱くしすぎたり、長湯をすると事故につながることも。また、血圧が急激に上下して疾患が起こるヒートショックにも気をつけたいので、脱衣所も適度に温めて、脱衣所と浴室の温度差を少なくしておきましょう。お風呂は38～40度のぬるめのお湯に、10～20分程度つかるのがおすすめ。お湯が熱いと、体は逆に体温を下げようとするので湯冷めしやすくなります。

食べもの ゆず（体を温める）

プチ養生 米のとぎ汁を入浴剤にする（冷え予防や美肌に効果的）

18 Winter

冬は極端なダイエットをしない

エネルギーを蓄える季節である冬は、少しくらいの体重増加は◎。冬はダイエットに向きません。

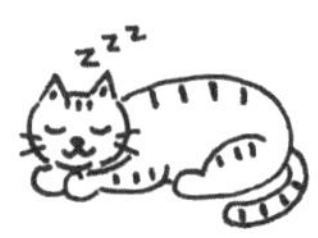

冬の運動はヨガや太極拳のような気の巡りをよくするものがおすすめ

漢方では、冬は来るべき春に向けて、エネルギーを消耗しないようにすごすのがよいとされています。激しく運動したり、エネルギーや栄養の摂取を極端に減らすようなダイエットには向きません。ダイエットは春からスタートするのがよいのです。体を動かすなら、ヨガや太極拳のような、あまり汗をかかずに気や血の巡りをよくするようなものがよいでしょう。

食べもの **冬瓜**(とうがん)(デトックス)

ツボ **関元**(かんげん)(丹田(たんでん)という別名もある、生命力を蓄える大切なツボ。常に温かい状態を保つこと)

19 Winter

冷え　風邪　肩こり

気の巡りをととのえるならシナモンパウダー

漢方薬の生薬・桂皮（けいひ）の仲間のシナモン。
気や血の巡りが悪いときにおすすめ。

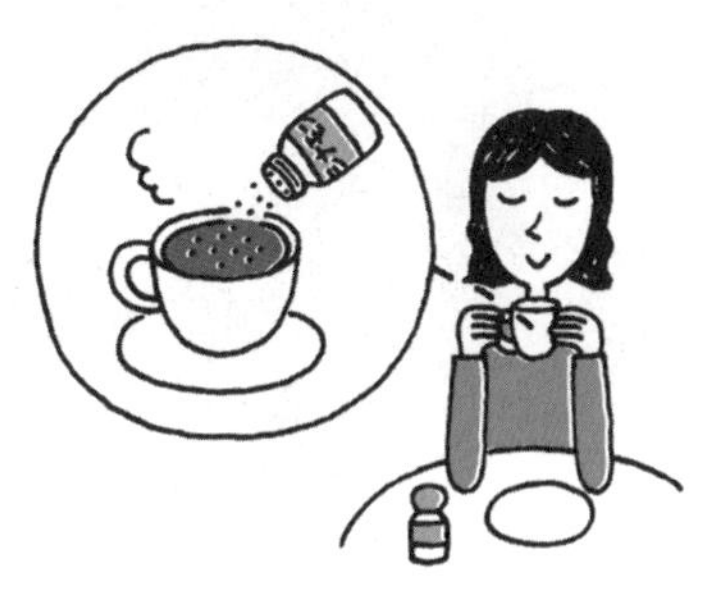

冬は体が冬眠状態になるため、気や血の巡りが悪くなりがち。シナモンは漢方の桂皮と同じく、体の冷えを取りのぞき、気血(きけつ)の巡りをよくする効果があります。独特な香りが特徴のシナモンですが、手軽に取り入れるならシナモンパウダーがおすすめ。冷えを感じたときには、温めた紅茶、豆乳や牛乳などにシナモンパウダーをふりかけていただくと、体が温まります。

食べもの **らっきょう**（気の流れをよくする）

ツボ **四神聡**(ししんそう)（自律神経を調整して気の巡りを改善）

Part 7

女性の不調の養生

40代に入った頃からじょじょにホルモンバランスがくずれてきて、さまざまな不調が出て

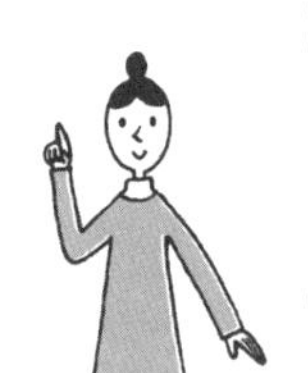

更年期の症状

更年期とは閉経の前後10年ほどの時期をさします。更年期の症状は300種類近くあり、代表的なものにほてりやのぼせ、睡眠障害、疲労感や不安感、月経不順、月経過多などがあります。

更年期の症状が出る原因の多くは、卵巣機能の低下によって、エストロゲン（女性ホルモン）の分泌が急激に減少するため。脳が指令を出

くるのが更年期。更年期の症状や重さは人によってそれぞれ。自分の状態に合う養生を取り入れて上手に乗り切りたいですね。この時期のすごし方は、その後の人生に大きな影響を与えます。自分の心と体を見つめ直し、十分に養生しましょう。

しているのにエストロゲンが分泌されないため、脳はより多くの刺激ホルモンを分泌し続けるようになります。そのため自律神経が乱れ、心身にさまざまな不調が現れるようになるのです。

症状の軽重はあっても8割程度の女性が、なんらかの症状を抱えているといいます。不調が気になるときは、専門家の判断を仰ぐのもひとつの手です。漢方でも西洋医学でも、自分に合った治療先や相談先を見つけておきましょう。

01 women's health

今までの自分とは違うことを自覚する

ライフステージが変わったということを自覚して、これまでの2～3割減の行動を。欲張りすぎず、サボることも大切に！

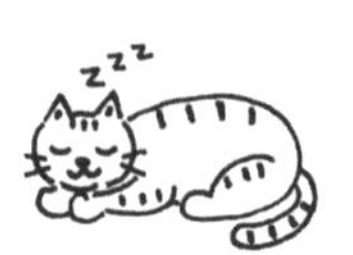

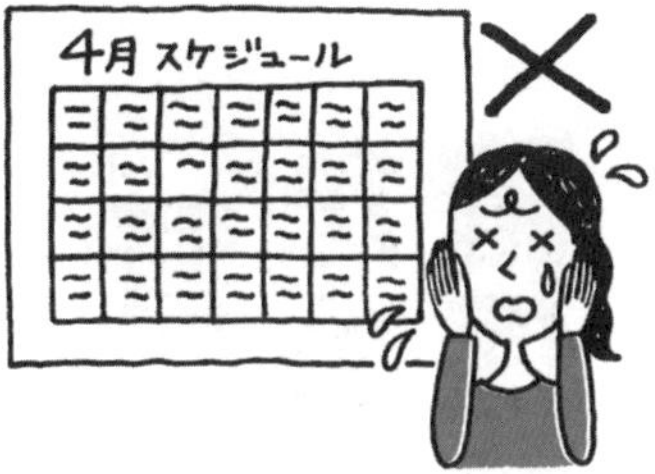

予定はこれまでの7、8割を目安に入れるのがおすすめ

40代に入り、これまでを振り返ったり、今後のことを考えたりして、急に焦燥感や喪失感に襲われることがあります。精神的に不安定になることが多いのも更年期の特徴。何かしなくてはという強迫観念にかられて、予定を過剰に入れたりすると、心身をますます消耗させることになるかも。更年期は別の生き物に生まれ変わるようなものと考えて。

食べもの　**ギー**（アーユルヴェーダでもよく使われるバターオイルの一種。コーヒーに入れたり、バターの代わりに使ったりすると幸福感が増す）

ツボ　**百会**（ひゃくえ）（自律神経を安定させ不安感を取りのぞく）

women's health

02

「腎」の機能を高めるために、睡眠時間を確保する

睡眠不足は更年期の症状を悪化させます。遅くとも午前0時には就寝を。

養生

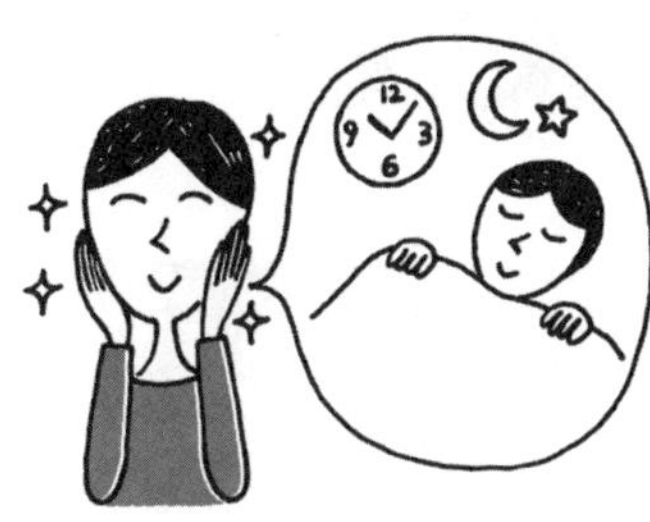

「腎」は若さを司る臓器です

「腎（じん）」はホルモンや泌尿器系、生殖器系、免疫系の働き全般を司り、骨・脳・髪を育んでいます。ここが弱ると、さまざまな更年期の症状が出てくることが多いのです。とくに睡眠不足は「腎」にとって大敵。理想は22時、遅くとも午前0時には就寝を。不調やなんらかの症状が出ているときは、試しに3日ほど早寝を続けてみましょう。症状が改善するかもしれません。

食べもの **蓮（はす）の実**（眠りを深くする）

ツボ **神門（しんもん）**（眠りを深くするツボ。寝る前に、気持ちよく感じる強さで押す）

women's health

03

五臓の「肝」を意識して養生する

「肝腎要(かんじんかなめ)」という言葉のとおり、「肝」は血液を貯蔵するなど大切な働きをしています。女性はとくに大切にしたいところです。

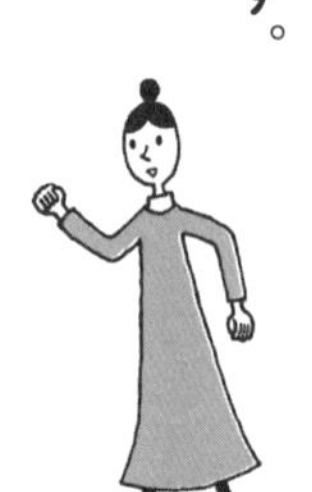

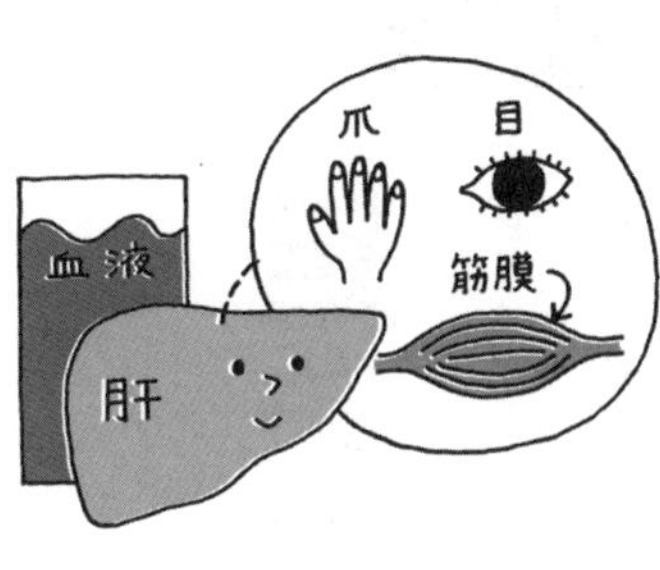

「肝」は、血液以外にも爪、目、筋（腱、筋膜、じん帯など）、自律神経の調整にも関係しています

「肝」は血液の貯蔵や新陳代謝のコントロールといった重要な機能を担っています。「肝」がうまく働かないと、女性に多い貧血や、月経不順、無月経などが起こりやすくなります。「肝」を助けるためには、ストレスをためずにゆったりとした生活を心がけ、睡眠を十分に取ることが大切。すっぱいものを適度に取るのもよいでしょう。

食べもの **クコの実**（肝の働きを助ける）

プチ養生 **肝経（かんけい）のマッサージ**（P221参照。月経痛など肝の症状のあるときは、足首から太もものつけ根までの肝経を親指ですき間なく押す）

04 women's health

足を温めて子宮を守る

月経痛　月経不順　冷え　婦人科系疾患

足の内側には婦人科系の疾患と関係の深い経絡(けいらく)が通っています。とくに足は冷やさない！

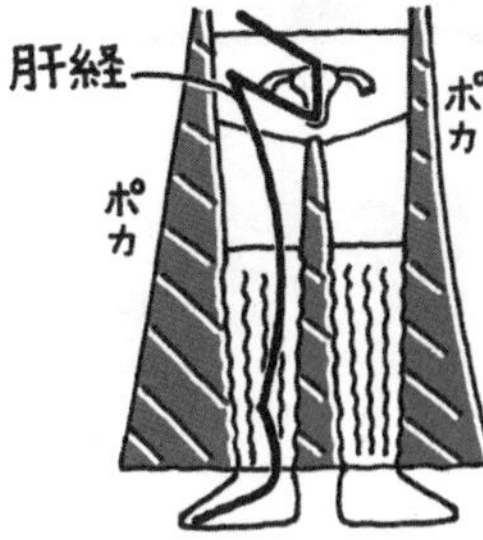

冷える瞬間をつくらない。夏でも足をさわって冷えていたら靴下をはくなど、露出をひかえて

足の内側にある肝経（かんけい）という経絡（気血＝エネルギーが流れる通路）は、足の親指を起点に足の内側を通って子宮につながっています。そのため足が冷えると子宮も冷え、月経痛などさまざまな婦人科系の疾患につながります。冷えた足に靴下をはいても、足自体は冷えたままなので、カイロや湯たんぽなどを使って、まず足を温めてから、靴下をはくようにしましょう。

食べもの 羊肉（おなかの冷え）

ツボ 足五里（あしごり）（冷えによる膀胱炎の予防にはお灸をする）

women's health

05

疲れ目　かすみ目　不眠

スマホやパソコンなどでの目の使いすぎをさける

長時間のスマホやパソコンの使いすぎに注意！
目を使いすぎると
「肝(かん)」の働きが悪くなります。

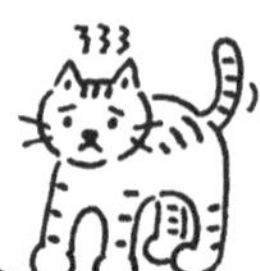

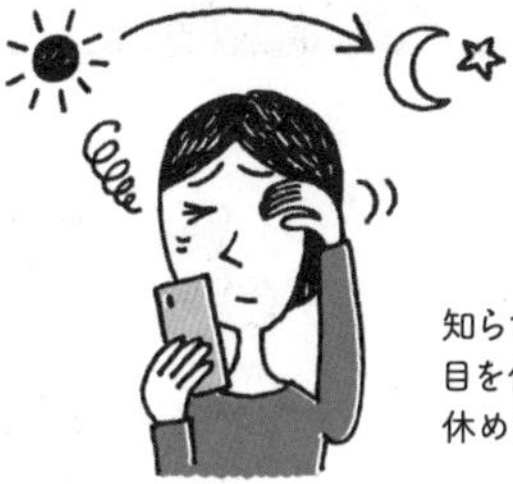

知らず知らずのうちに
目を使いすぎているかも。
休めることを意識して

女性は更年期になると、「気・血・水」のバランスが乱れがちになり、血の巡りが悪く、血が滞りやすくなります。「血」の貯蔵庫である「肝」は目との関係が深いので、長時間のスマホやパソコン、テレビの見すぎなどによる目の酷使は「血」の消耗や滞りにつながります。いま症状がなくても気をつけておきましょう。また、夜寝る前のスマホは、不眠の原因にもなるので注意を。

食べもの **菊花茶**（肝を補い目によい）

ツボ **天柱**（目が疲れて首がこるとき、頭の中心に向けてやや強めに押す）

汗をかきすぎないようにする

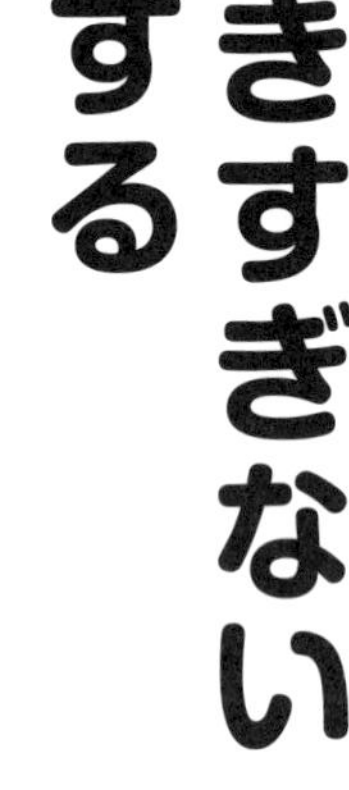

更年期になると体に水分を取り込めなくなりがち。汗をかきすぎると、ますます体が乾燥します。

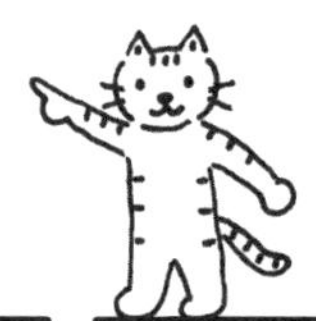

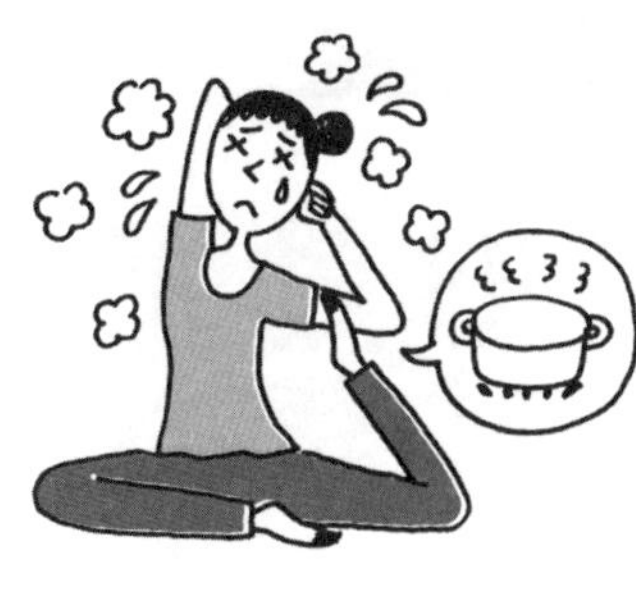

「陰虚」が原因のドライシンドロームは、鍋を空焚きしているようなイメージ

更年期の症状に多いのが、漢方でいう「陰虚（いんきょ）」（P28参照）。体に水分をキープする機能が弱まり、乾燥によるドライアイ、ドライマウス、ドライスキン（乾燥肌）、ドライバジャイナ（膣の乾き）などのドライシンドローム（乾燥症候群）が起こります。大量の汗をかく激しい運動、高温・長時間の入浴、サウナ、ホットヨガなどはさけましょう。

食べもの **梅干しがゆ**（体液を補う）

プチ養生 **少量の水分をこまめに取る**（「陰虚」は水を保持する力が弱っている。一気に飲んでも吸収されない）

women's health

07

冷え

元気が出ない

胃腸の不調

月経不順

おなかの冷えに効果のあるおすすめのツボ

手足が温かくても、おなかは冷えていることも！
更年期は自律神経が乱れ、内臓が冷えやすくなります。
婦人科系疾患を招く、慢性の冷え腹に要注意。

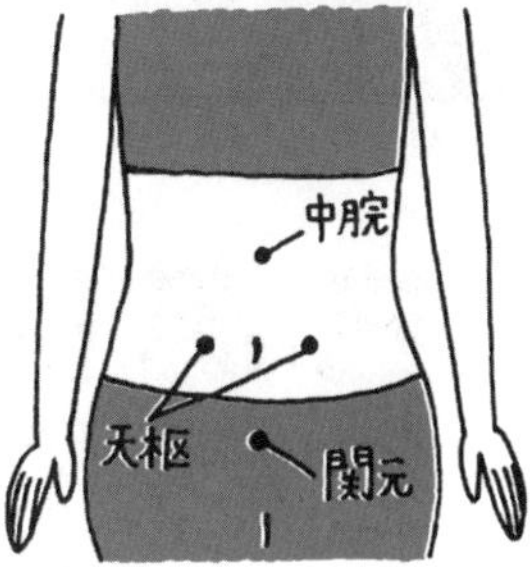

「中脘」「天枢」「関元」は内臓型冷え性に効果のあるツボ

中脘

天枢

関元

朝起きたときに体をさわってみて、脇の下よりもおなかのほうがひんやりしていたら要注意。漢方では、胃は体のエネルギー源である「気」をつくる臓器。胃が冷えると、気をつくる働きが低下し、体はエネルギー不足に。また、おなかの冷えが子宮に伝わって婦人科系の疾患につながることも。腹巻きなどでカバーし、冷えたらおなかのツボ押しで体をととのえて。

食べもの 根菜、いも類（体を温める）

プチ養生 おなかのマッサージ（おへそを中心に円を描くようにマッサージするとおなかが温まる）

women's health

08

ほてり　のぼせ　頭痛

ほてりやのぼせがあるときにさけたいもの

血管を収縮させる働きのある「チラミン」を多く含むチョコ、ココア、チーズ、赤ワインはさけましょう。

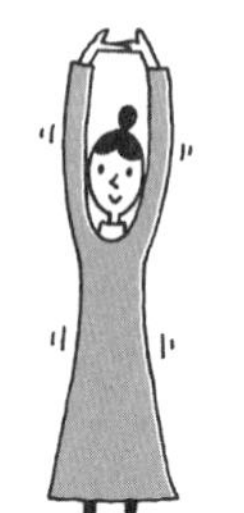

更年期によく見られるほてりやのぼせは、血管の収縮や拡張をコントロールしている自律神経が乱れることによって起こります。チョコレート、ココア、チーズ、赤ワインなどの食材には、チラミンという血管を収縮させる働きのある物質が含まれているので、ほてりやのぼせを悪化させるおそれが。また、チラミンを含む食品は偏頭痛を誘発することもあるので、頭痛持ちの人も注意を。

食べもの ジャスミン茶（のぼった気を下ろす）

ツボ 手三里（てさんり）（のぼせたときに押したり、水で冷やすと、上半身の熱を冷ます）

09 women's health

婦人科系疾患

更年期の女性には「三陰交」のツボが効く

「三陰交(さんいんこう)」は古くから女性のツボといわれてきました。「肝(かん)」「脾(ひ)」「腎(じん)」の3つの機能を活性化するとともに、婦人科系のトラブル改善に効果があります。

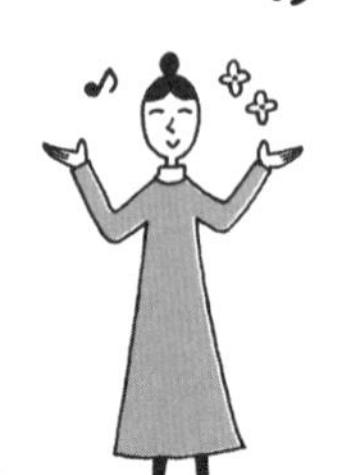

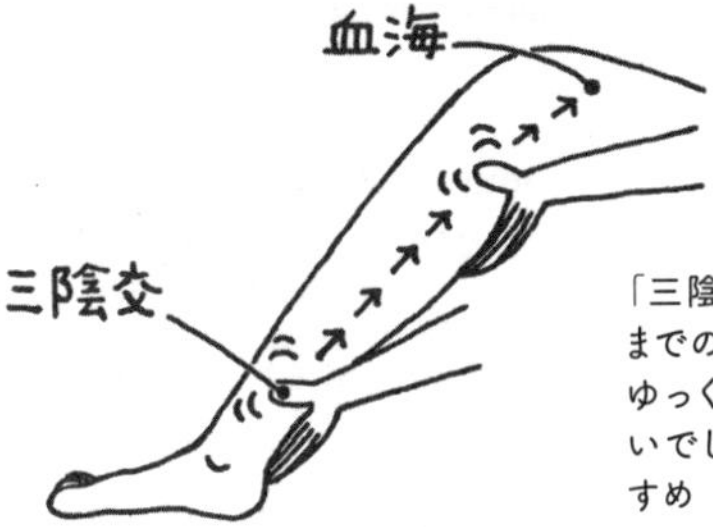

「三陰交」から「血海（けっかい）」までのラインを、親指でゆっくり押していくとよいでしょう。お灸もおすすめ

女性のツボ「三陰交」は、気や血液の流れを司る「肝」、生命エネルギーの源「腎」、消化吸収にかかわり、気をつくり出す「脾」の3つの経絡（けいらく）が交わるツボ。足の内くるぶしの中央から指4本分のところにあります。初潮から産前・産後、閉経まで、女性の一生をサポートしてくれるツボです。日頃からマッサージやお灸でセルフケアをしておきましょう。

食べもの **にら**（血流をよくする）

プチ養生 **棒灸（ぼうきゅう）を使う**（棒状のお灸。ツボに近づけたり遠ざけたりと、熱さをコントロールできる）

10 women's health

のぼせ　ほてり

のぼせ対策には冷えを予防し、下半身を温める

のぼせのときは「上熱下寒」になっているのかも!?
頭、首や脇の下を冷やすだけでなく、
下半身を温めるケアを忘れずに。

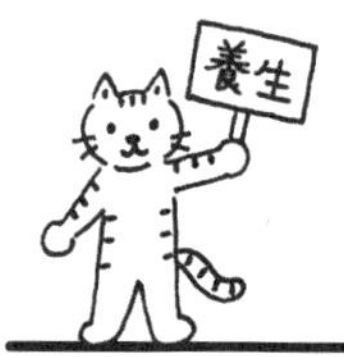

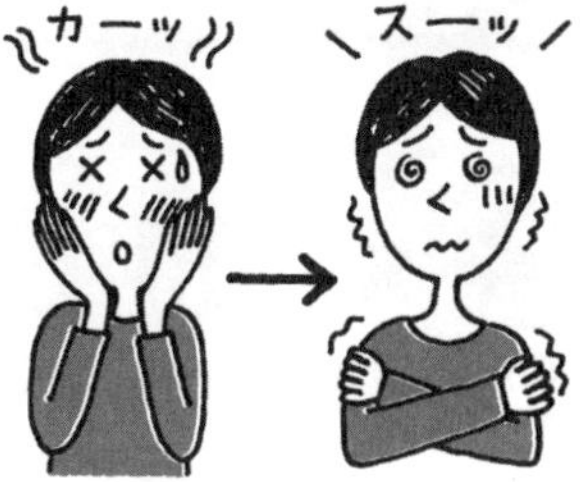

カーッとのぼせたあとに、スーッと体が冷えるカースー症状に悩んでいる人も多いよう

漢方には「頭寒足熱」という言葉があり、「頭は涼しく、足もとが温かい」のがよい状態とされています。ところが、加齢などで「肝」の機能が落ちると気や血の流れが悪くなり、熱が上にのぼってしまいます。すると下半身が冷えて、いわゆる「上熱下寒」の状態に。下半身を温めるストレッチを習慣にするなど、のぼせは冷えとセットで対策しましょう。

食べもの **ちんげん菜**（瘀血を解消）

ツボ **血海**（更年期の女性に多い「血の道症」＝女性ホルモンのバランスの乱れによるさまざまな女性特有のトラブルを改善）

11 women's health

めまい

ふわふわめまいは血を補う、ぐるぐるめまいは余分な水を外に出す

「ふわふわ」か「ぐるぐる」か、めまいのタイプによって、対策が変わります。自分のめまいのタイプに合った養生法を試してみて。

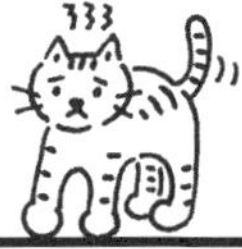

足もとがふわふわするめまいは、血が滞っている「瘀血（おけつ）」（P27参照）か、血が足りない「血虚（けっきょ）」（P26参照）の状態。頭を巡る血が足りなくなって酸欠状態になっているのかも。血を補う食材を積極的に取りましょう。ぐるぐると目が回るめまいは、水毒（P29参照）が原因。余分な水分がグルグル回って、めまいを起こしている可能性が。この場合は水分の代謝をよくする食材を取るのがおすすめです。

食べもの **ビーツ**（血を補う）／**あずき**（利尿作用）

プチ養生 **めまいが起きたらまず安静に**（横になる、座って目を閉じるなどして安全を確保する）

12 women's health

肥満 ダイエット

間食にはナッツ、寒天

更年期になると今までよりも、やせにくくなります。肥満予防のためにも食生活の見直しをしましょう。

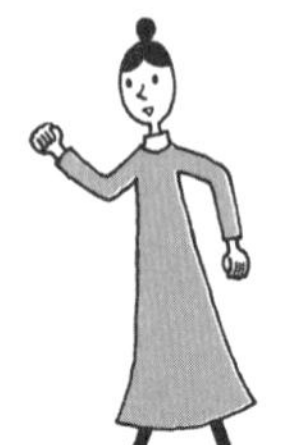

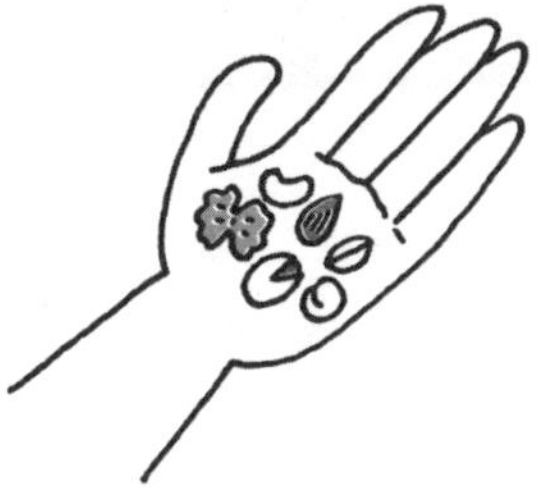

素焼きのナッツには摂取量に気をつけたい糖分やトランス脂肪酸などが入っていないのでおすすめ。量は手のひらに平らにのるくらいに

ほてりやのぼせがあると、冷たくて甘いものを食べたくなる人が多いかもしれません。冷たいジュースや甘いものを食べると、一瞬すっきりしますが、症状がよくなるどころか悪化することも。また、更年期になると女性ホルモンのエストロゲンが減少し、やせにくくなります。間食には素焼きのナッツ類や寒天などがおすすめ。また、糖質の多い食事を改善するだけでも、更年期の症状が改善されることがあります。

食べもの **ギムネマ茶**（血糖の降下）

プチ養生 **3日間の砂糖断ち**（3日間、甘いものをやめると、甘味に敏感になり、食べすぎを防げるようになる）

women's health

13

元気が出ない　情緒不安定

毎日の瞑想を習慣にして心を強くする

瞑想によって交感神経の興奮が落ち着き、さまざまな更年期症状が軽減することもあります。

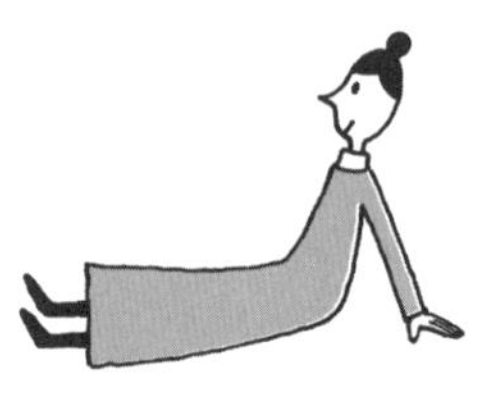

瞑想の方法

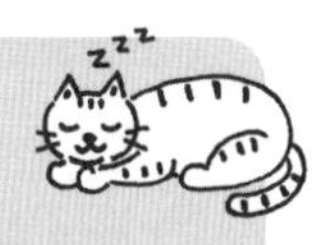

①静かな部屋で、背筋を伸ばして座る。

②ゆっくり鼻から息を吸って、口から吐く。

③慈悲の瞑想「**私は幸せでありますように、私の悩み苦しみがなくなりますように、私の願いごとが叶えられますように、私に悟りの光が現れますように、私が幸せでありますように**」を唱える。主語を「私の親しい生命」「生きとし生けるもの」とするのもよい。

更年期は体の不調とともに、メンタルの不調を感じることも多い時期。今までの人生を振り返り、「なんのために生きてきたのか」「家族を優先してきて自分の人生を生きてこられなかった」など、さまざまな思いに心が乱れることもあるかも。瞑想を習慣にしてみると、情緒が安定して更年期の症状が落ち着くことがあります。

食べもの **ルイボスティー**（気持ちが落ち着く）

プチ養生 **歩く瞑想をする**（歩くときに「右」「左」と足の動きに集中する。今に集中することで気持ちが落ち着く）

14 women's health

セルフチェックで「瘀血」を自覚する

漢方では血の流れが滞ることを「瘀血（おけつ）」といいます。更年期には瘀血が原因のさまざまな症状が出ます。

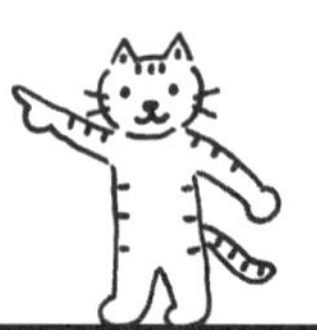

血行不良 月経痛 月経不順 婦人科系疾患

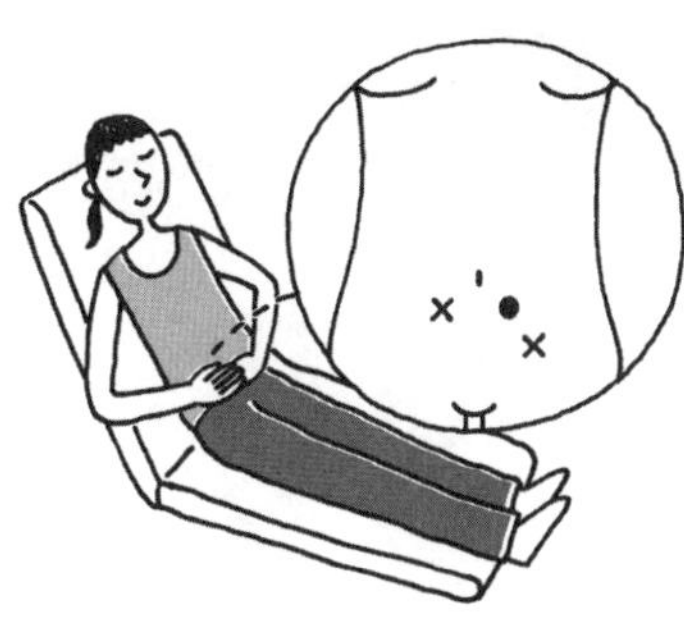

座椅子などの背もたれに体重をあずけて、腹筋の力を抜いておなかをさわります。
瘀血の場合、丸の部分が「瘀血圧痛点」でいちばん痛みが出る部分。×はその次に痛む部分

血がスムーズに体を巡らなくなると、血液が老廃物でいっぱいになり、熱をもってドロドロの状態になります。すると月経痛や月経不順、子宮筋腫など、婦人科系の不調（血の道症（ちのみちしょう））につながることも。また、血行が悪いと肌のシミやくすみの原因にもなります。瘀血が腹部にある場合、下腹部を押すと痛みが出ます。おなかをさわって、痛みがあるなら瘀血かも。チェックしてみて。

食べもの **いわし、さばなどの青魚**（血流をよくする）

ツボ **子孕み（こばらみ）**（瘀血を改善して血流をよくし、冷えを改善。不妊治療によく使われ、お灸がおすすめ）

15 women's health

情緒不安定　元気が出ない

ハンドヒーリングで心身を癒す

もっともシンプルなセルフケアがハンドヒーリング。心身を癒す効果があります。

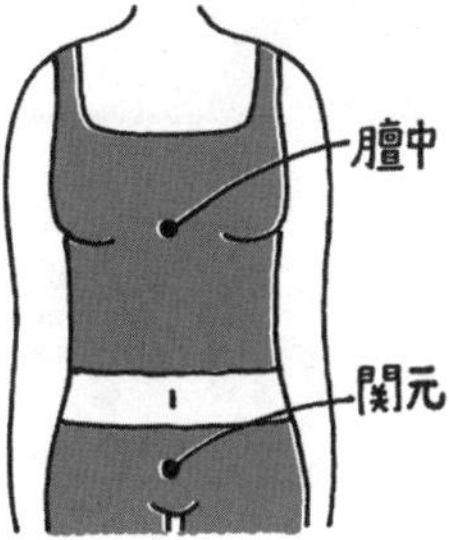

膻中
関元

「膻中」は左右の
乳頭を結ぶ線の真ん中。
「関元」はへそから
指4本分下にある

痛いところ、気になるところには自然と手がいくもの。不安やいら立ちなどがあるとき、胸の上に手をかざしてみると、冷たくピリピリとした気を感じることも。そんなときは、胸の真ん中にあるツボ「膻中（だんちゅう）」に手をかざし、おへその下の「関元（かんげん）」に軽く手を当てて、ゆっくりと腹式呼吸をくり返してみましょう。がんばりすぎていたことや、余裕がなかった自分に気づくかもしれません。

食べもの **白湯（さゆ）**（心身の浄化）

プチ養生 **素足で土の上に立つ**（体内の気の流れが正常にリセットされ、元気が出る）

16

women's health

冷え
月経不順
月経痛

手浴と足浴で冷えを予防

入浴は意外に体力を消耗します。手や足だけお湯につける部分浴ならお手軽だし、体も温まります。

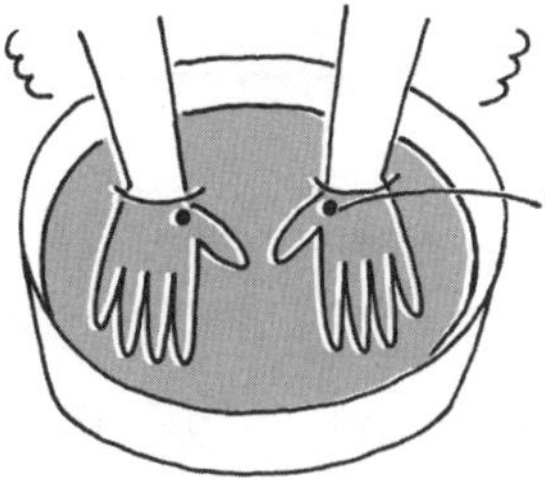

合谷

手浴では、「合谷(ごうこく)」のツボがかぶるようにお湯につけて

冷えて血行が悪くなると、更年期の症状が出やすくなります。冷えを感じたときに、すぐにできる対策が手浴(しゅよく)と足浴(そくよく)。バケツや洗面器などに少し熱めのお湯（約40〜43度）を入れ、手足を10〜15分浸します。足用のバケツは「三陰交(さんいんこう)」のツボがつかるくらいの深さのものがおすすめ。好きなアロマオイルを数滴たらしてもよいでしょう。服を着たままできるので、体調の悪いときや月経初日の入浴代わりに活用を。

食べもの　**羊肉**（体を温める）

プチ養生　**アロマテラピー**（更年期の症状にはゼラニウム、イランイラン、クラリセージなどがおすすめ）

17 women's health

月経痛　月経不順

女性の健康は月経中のすごし方で変わる

漢方の古典『傷寒論(しょうかんろん)』には、月経中に風邪をひくと大病につながりやすいということが書かれています。月経のときのすごし方が大切です。

月経のときにさけたいこと

- □ パーマやカラーリングなど首から上への刺激
- □ 月経1日目のシャワーや入浴
- □ マッサージや激しい運動
- □ 夜ふかし
- □ 歯の治療
- □ 頭や体を疲れさせること
- □ スマホやパソコンによる目の酷使

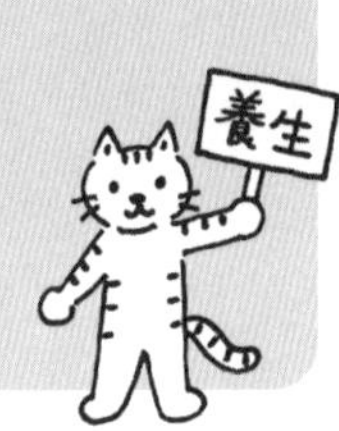

更年期はとくに「気・血・水」のバランスが乱れやすく、月経不順や経血量の変化、不正出血などが起こりがち。月経中の不養生が更年期の症状の悪化につながることもあります。「足腰を温める服装をする」「冷たい飲食をひかえる」「予定を詰め込まない」など、更年期の今だからこそ、普段から養生を心がけましょう。

食べもの **鮭**（貧血、瘀血の予防）

プチ養生 **月経中はゆったりすごす**（体を冷やすことをさける。できれば水仕事などの家事も最小限にして安静に）

18

women's health

アンチエイジング

虫歯

ドライマウス

美容には舌体操

舌と表情筋はつながっています。
舌を動かすことでしわやほうれい線、
口元のたるみや二重あごを防ぎます。

舌体操

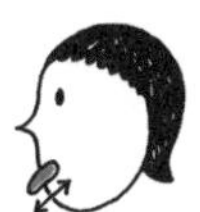

①
舌を大きく前に出して引っ込めるを3回くり返す

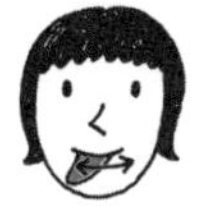

②
大きく出した舌を左右に3回ずつ動かす

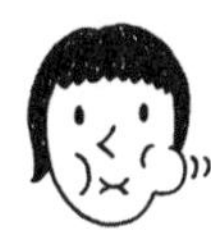

③
口を閉じた状態で、舌で歯ぐきをなぞるようにゆっくり動かす。左右それぞれ1周8秒くらいかけて3回ずつ行う

舌を動かすことは美容にもよいですが、ほかにもたくさんの効果が。舌を動かすことで唾液の分泌がよくなるので口内環境がととのい、虫歯やドライマウスの予防にもなります。舌は筋肉でできているので、きたえないと衰えてしまいます。舌体操を習慣にしましょう。

食べもの **はちみつ**（舌の上にのせて苔を取る）

プチ養生 **毎朝、舌の苔を取る**（歯ブラシでこすると炎症を起こすことも。スプーンの先で軽くなぞるように取る）

ツボマップ

本書で紹介したツボです。ツボの名称はP253の「ツボ索引」の該当する番号を参照してください。

※ツボは体の中心にあるものをのぞき、左右対称の位置にあります。

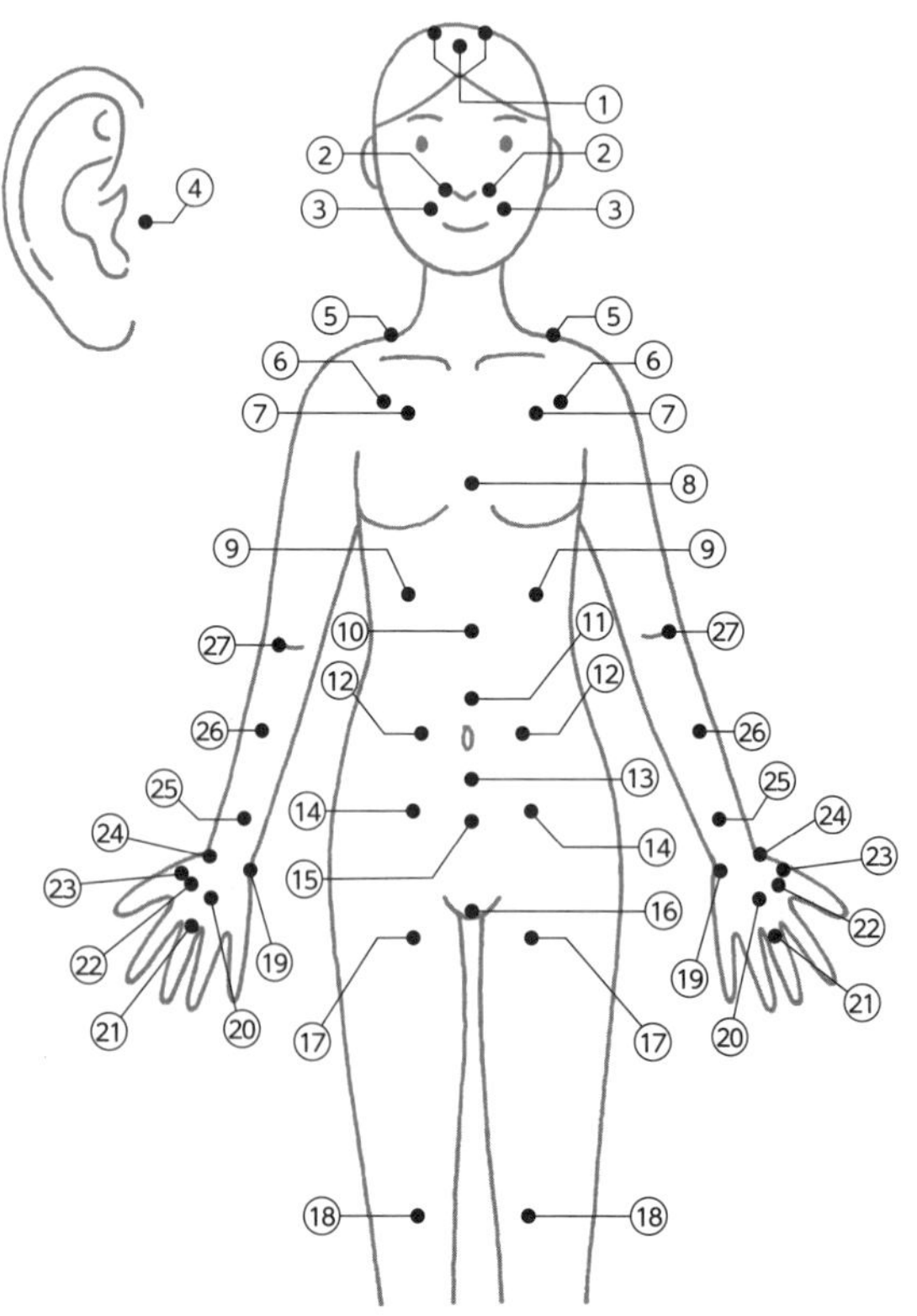

【ツボを押すときのポイント】

・ツボマップでは本書で紹介したツボのだいたいの位置を示しています。
・ツボは、「壺」のような大きさと深さがあるといわれています。位置はあまり神経質になりすぎず、イタ気持ちいい程度の強さで2、3回、垂直に押してみましょう。

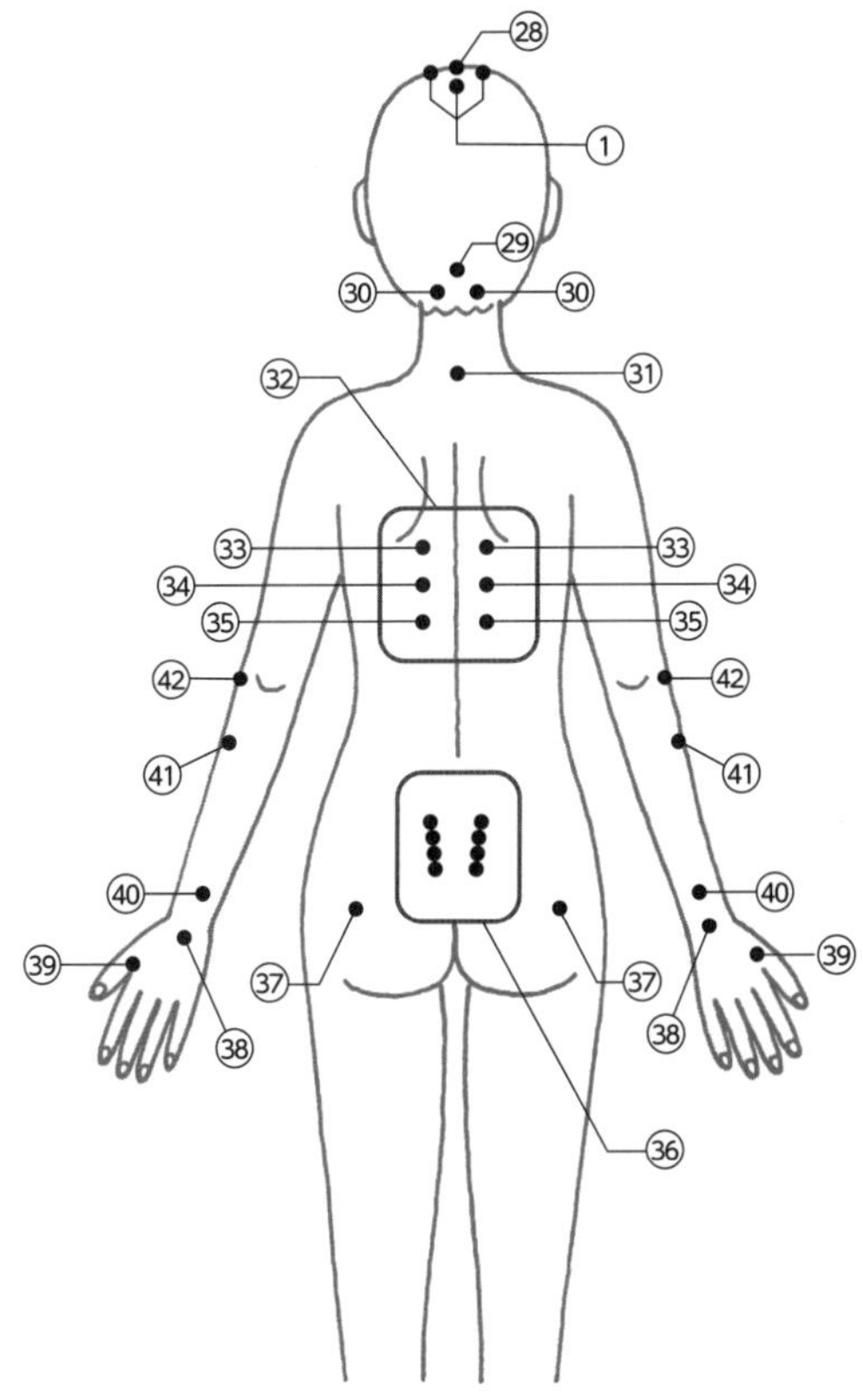

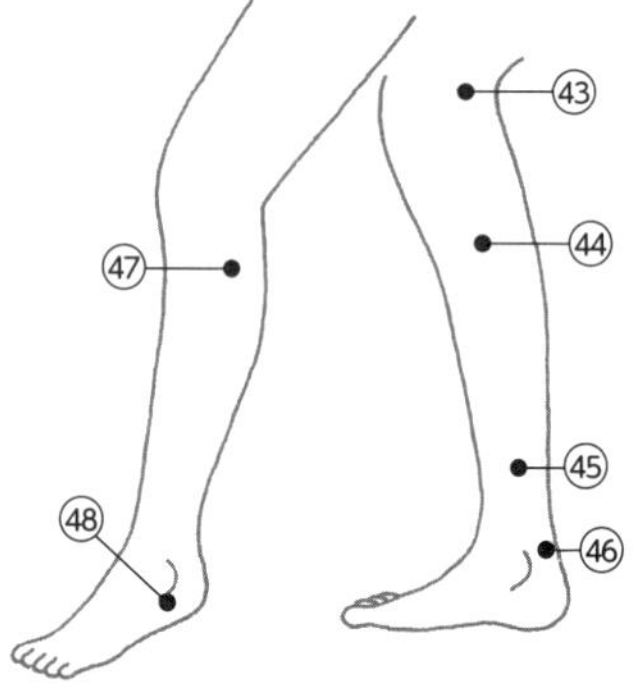
43
44
47
45
48
46

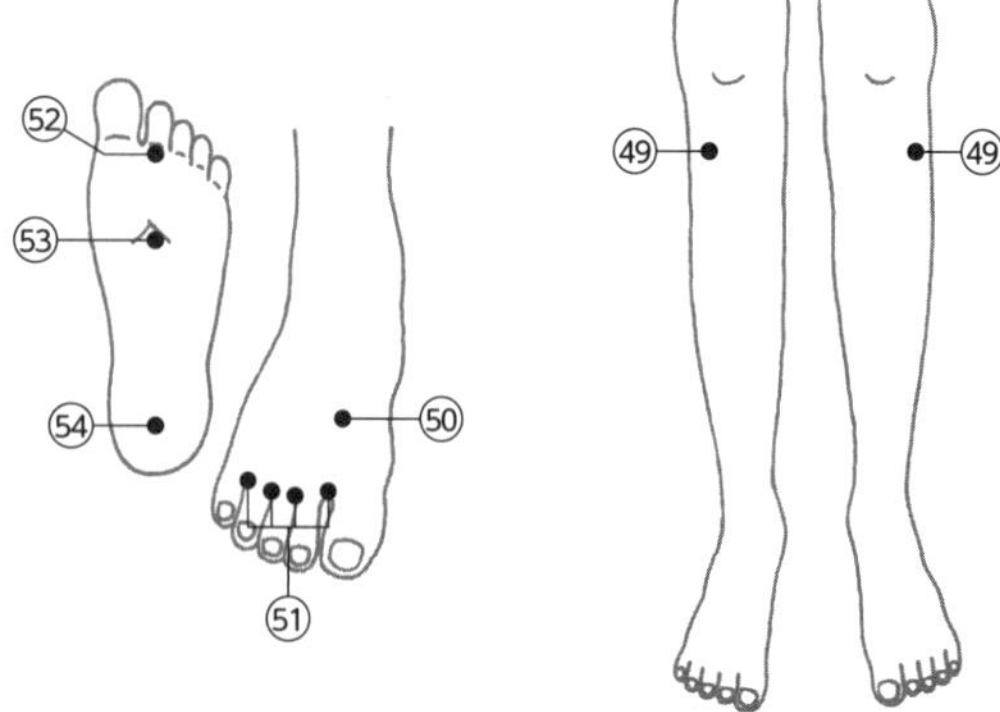
52
53
54
50
51
49
49

ツボ索引

症状別索引

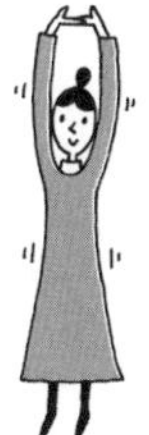

【著者略歴】
平地治美（ひらち・はるみ）
薬剤師、鍼灸師。 和光鍼灸治療院・漢方薬局代表。千葉大学医学部非常勤講師、日本東洋医学会代議員。明治薬科大学薬学部卒業後、漢方薬局勤務を経て、東洋鍼灸専門学校に入学。朝日カルチャーセンター、津田沼カルチャーセンター、築地本願寺銀座サロンなどで漢方関連の講座を担当。「東洋経済オンライン」連載中。
著書に『げきポカ』（ダイヤモンド社）、『舌を見る・動かす・食べるで健康になる』『薬のキホン』（日貿出版）など。
YouTube「平地治美・漢方チャンネル」https://www.youtube.com/@user-zn4lw5fm1l
ブログ「平地治美の漢方ブログ」https://blog.goo.ne.jp/harumi4567

【スタッフ】
ブックデザイン 松田 剛（東京100ミリバールスタジオ）
イラスト サノマキコ
編集協力・構成 円谷直子
校正 くすのき舎

女性の心と体をやさしくいたわる
ととのえ漢方習慣

2023年2月10日　第1刷発行

著　者　平地治美
発行者　永岡純一
発行所　株式会社永岡書店
〒176-8518　東京都練馬区豊玉上1-7-14
代表　03（3992）5155　編集　03（3992）7191
ＤＴＰ　センターメディア
印　刷　精文堂印刷
製　本　コモンズデザイン・ネットワーク

ISBN978-4-522-45409-1 C0176